小児科ママが教えたい

体・脳・心を育てる!

子どもの食事

小児科医
工藤紀子

日本文芸社

はじめに

こんにちは、小児科医の工藤紀子です。

本書を手にとってくださった方は、きっとこんなふうに考えているのではないでしょうか。

「子どもに栄養バランスのよい食事をつくってあげたい」
「子どもの食に関する最新情報が知りたい」
「子どもには元気にすくすくと育ってほしい」

その思いに応えるために、本書では子どもの体・脳・心の健康と成長をサポートするための知識やアイデアを、たっぷりと紹介しています。

ただし、書いてあることすべてを実行しようとがんばる必要はありません。大切なのは、長く毎日続けられることです。お読みいただいたあと、「これならできるかも」と思うものを、どれかひとつから始めてみてください。

食事は手づくりが一番、品数も彩りもきちんと考えなければ……それもよいですが、どうしたらみんなが笑顔になれるのかを考えてみるとよいかもしれません。大事なのは、その「みんな」の中には、今こちらを読んでくださっているお父さん・お母さんたちも含まれるということです。

私のモットーは「楽に楽しく安全に」。こちらに基づいて、栄養を意識した時短メニューやちょい足し術も載せています。身近でさほど高価でない食材で、食事の悩みをニコニコ解決しましょう。

栄養バッチリだけど「がんばらない食事」、明日から始めてみませんか？

Contents

Part 2 脳を育てる・頭のよい子が育つ食事

Part 3
心を整える食事と食卓

Part 4 忙しいときには頼りたい！ おたすけ食事の活用法

Q&A パパ・ママのお悩みに答えます！

Column

・ＱＲコードを読み取っての閲覧は、予告なく終了する可能性がございます。ご了承ください。
・ＱＲコードは株式会社デンソーウェーブの登録商標です。

本書の見方

本書では、子どもの体・脳・心を健やかに成長させるために必要な栄養素や、それらの栄養素をしっかりと摂れる食べ物・料理を、豊富な情報とともに紹介しています。左ページで本書のメインとなるＰａｒｔ１からＰａｒｔ３までの見方を解説しているので、こちらも参照のうえ、日々の食事や子どもとのコミュニケーションに役立てていただければ幸いです。

そのほか、子どもの栄養と健康に関連するコラムや、お父さん、お母さんの疑問に答えるＱ＆Ａコーナーもあるので、ぜひ参考にしてみてください。

本書に関する注意事項

▶本書は2023年10月時点でのデータをもとに制作しています。

▶食物アレルギーや療養中の方、薬を服用中の方は必ずかかりつけの医師に相談してください。

▶本書で紹介した食材・メニューは、お子様の年齢や噛む力、発達段階などを加味したうえでお子様に合った食材、調理法、サイズを取り入れてください。

▶食事は全体の栄養バランスが大切です。

▶本書で紹介する内容の効果、効用には個人差があります。あらかじめご了承ください。

メインページの見方

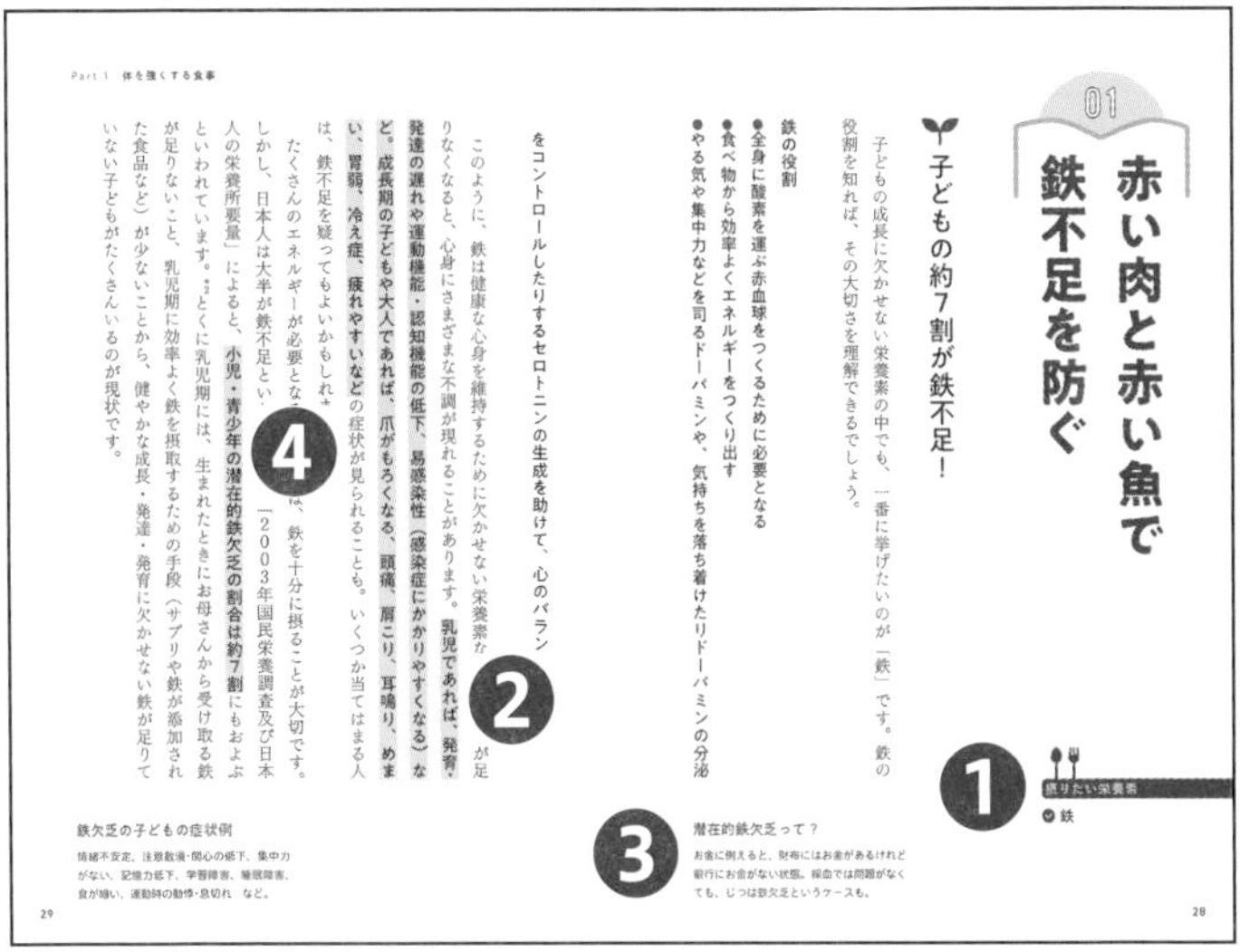

赤い肉と赤い魚で鉄不足を防ぐ

01

子どもの約7割が鉄不足！

子どもの成長に欠かせない栄養素の中でも、一番に挙げたいのが「鉄」です。鉄の役割を知れば、その大切さを理解できるでしょう。

鉄の役割

●全身に酸素を運ぶ赤血球をつくるために必要となる

●食べ物から効率よくエネルギーをつくり出す

●やる気や集中力などを司るドーパミンや、気持ちを落ち着けたりドーパミンの分泌をコントロールしたりするセロトニンの生成を助けて、心のバラン

このように、鉄は健康な心身を維持するために欠かせない栄養素な　が足りなくなると、心身にさまざまな不調が現れることがあります。乳児であれば、発育・発達の遅れや運動機能・認知機能の低下、易感染性（感染症にかかりやすくなる）など。成長期の子どもや大人であれば、爪がもろくなる、頭痛、肩こり、耳鳴り、めまい、胃弱、冷え症、疲れやすいなどの症状が見られることも。いくつか当てはまる人は、鉄不足を疑ってもよいかもしれ

たくさんのエネルギーが必要とな　は、鉄を十分に摂ることが大切です。しかし、日本人は大半が鉄不足とい　「2003年国民栄養調査及び日本人の栄養所要量」によると、小児・青少年の潜在的鉄欠乏の割合は約7割にもおよぶといわれています。*2とくに乳児期には、生まれたときにお母さんから受け取る鉄が足りないこと、乳児期に効率よく鉄を摂取するための手段（サプリや鉄が添加された食品など）が少ないことから、健やかな成長・発達・発育に欠かせない鉄が足りていない子どもがたくさんいるのが現状です。

摂りたい栄養素

鉄

潜在的鉄欠乏って？

お金に例えると、財布にはお金があるけれど銀行にお金がない状態。採血では問題がなくても、じつは鉄欠乏というケースも。

鉄欠乏の子どもの症状例

情緒不安定、注意散漫・関心の低下、集中力がない、記憶力低下、学習障害、睡眠障害、食が細い、運動時の動悸・息切れ　など。

Part 1　体を強くする食事

28

29

❶ 摂りたい栄養素

その項目で取り上げているおもな栄養素。文中ではその栄養素が摂れる食べ物、料理なども紹介しています。

❷ とくに重要なポイント

文中でとくに重要な部分には、マーカーを引いています。

❸ ミニ解説

解説文の補足や、その項目に関連するデータなどを掲載しています。

❹ 参考文献に基づく記述

本文中の*1などの番号は、巻末とひもづいています。

❺ 図表

大切な栄養素を摂れる食べ物やお手軽レシピ、食材のおもな成分など、役立つ情報を図表やイラストとともにまとめています。

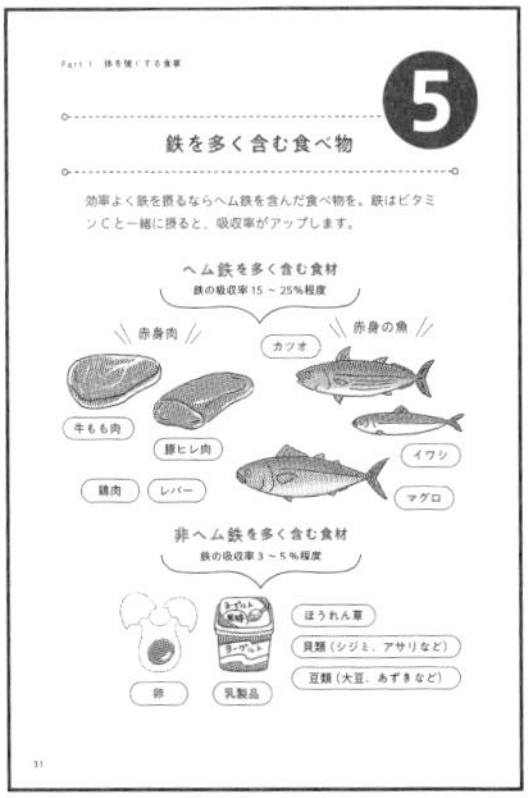

Part 1　体を強くする食事

鉄を多く含む食べ物

効率よく鉄を摂るならヘム鉄を含んだ食べ物を。鉄はビタミンCと一緒に摂ると、吸収率がアップします。

31

まずはこれだけ！明日買い足したい10品

日々の食事の栄養が変わる

「子どもには体によいものを食べさせたい」

「でも、手間ひまかけてきちんとした料理を毎食つくるのは無理」

「どんな食材を選べばいいのかわからない……」

と考えている方は多いのではないでしょうか。


　ここでは、身近なお店ですぐに買える食材の中から、まず買い足してほしい食材を厳選しました。高級な食材や手の込んだ料理を用意しなくても、簡単に用意できるもので日々の食事の栄養をアップさせることができます。

この10品を買い足し！

1 雑穀米・もち麦

雑穀米は栄養たっぷりで、噛みごたえがあるので満腹感も得られます。いきなり白米からすべて雑穀米に替えるのではなく、もち麦を白米に混ぜることから始めて、だんだん色のついたごはんに切り替えていくとよいでしょう。

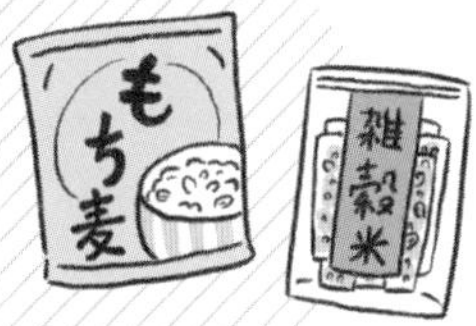

食材に含まれる栄養素

食物繊維、鉄、亜鉛、ビタミンB_1など

2 栄養たっぷりのおだし

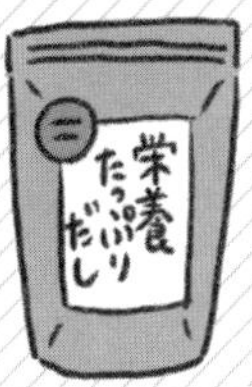

カルシウムやビタミン類などを加えたおだしは、手軽に栄養バランスをアップできるお役立ち食材。おだしで料理のうまみをきかせて、塩分を抑えるという使い方も。使いやすいだしパックがおすすめ。

食材に含まれる栄養素

たんぱく質、必須アミノ酸など

3 オーツ麦入りシリアル

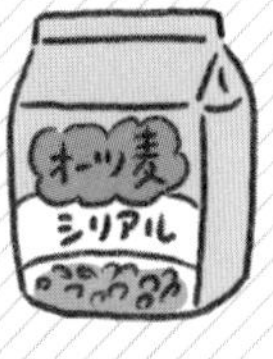

コンビニでもよく見かける、比較的入手しやすい食材です。食物繊維を含んでいるので、お通じで悩んでいる子にもぴったり。牛乳やヨーグルト、フルーツなどと組み合わせれば、栄養がさらにアップします。

食材に含まれる栄養素

食物繊維、鉄、カルシウムなど

4 すりごま

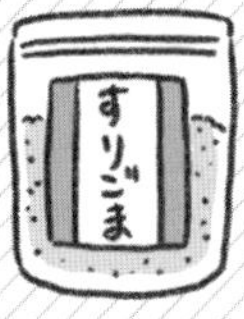

さまざまな栄養素を含んでいるごまは、食物繊維も豊富でお通じの改善にも◎。お味噌汁にさっと振り入れたり、ごはんにかけたりと、活用の幅が広い食材です。

食材に含まれる栄養素

カルシウム、マグネシウム、ビタミンB_1、ビタミンEなどこの10品を買い足し！

5 油揚げ

豆由来の食品は、成長期の子どもにとって欠かせない栄養素を含んでいます。とくに、油揚げは安くて保存しやすく、かさばらないのが嬉しいところ。お味噌汁の定番の具材として、常備するのもよいでしょう。

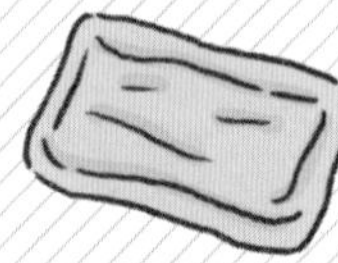

食材に含まれる栄養素

鉄、亜鉛、マグネシウムなど

6 高野豆腐

骨をつくるカルシウムをたっぷりと含んだ優秀食材です。煮物に使うだけでなく、すりおろしてパウダーにすることで、揚げ物の衣や肉料理のつなぎなどにも使えます。

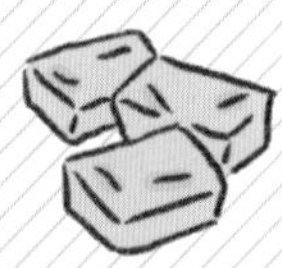

食材に含まれる栄養素

カルシウムなど

7 オリーブオイル

お通じの改善に効果があるとされるオレイン酸は、熱に強く、強力な抗酸化作用をもっています。クセがなく料理の味を損なわないので、素材の味を生かしたいパスタなどにぴったり。

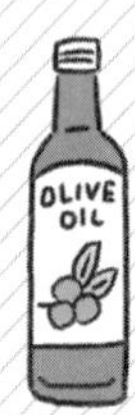

食材に含まれる栄養素

オレイン酸など

8 レモン

フルーツの中でも、とくにビタミンCを豊富に含んでいるレモン。料理にもう少し塩味がほしいときに、塩ではなくレモンを絞ると、塩分を控えることができると同時においしさがアップします。

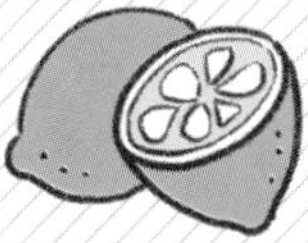

食材に含まれる栄養素

ビタミンCなど

9 無糖ヨーグルト

甘さがないので、子どもに食べさせるさいには、カットしたフルーツや冷凍フルーツを入れるとより食べやすくなるでしょう。栄養もアップして一石二鳥です。

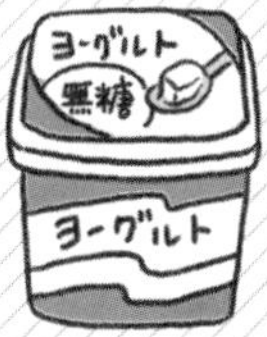

食材に含まれる栄養素

乳酸菌、カルシウムなど

10 冷凍フルーツ

生のフルーツはやや値段が高く、保存がきかないのが難点。代わりに冷凍フルーツをストックしておくのも手です。フルーツの栄養成分は生も冷凍もほとんど変わりません。

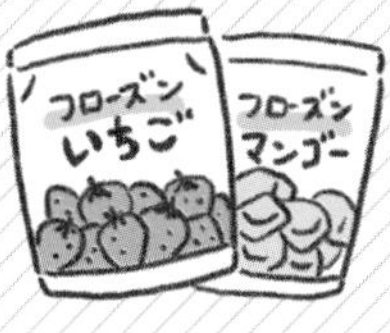

食材に含まれる栄養素

ビタミンCなど

食習慣を変える

まずは主食を替えることから

子どもの体・脳・心の成長にとって必要な栄養素を摂らせてあげたい、と感じているなら「食習慣を変える」方法を考えてみましょう。

たとえば、１週間のうち１日だけ、栄養バランスも栄養素も完璧な食事にしたとしても、他の６日間が高カロリー・高脂質・味つけ濃いめのジャンクフードばかりだったとしたら効果はありません。

大切なのは、「毎日できる」「続けられる」ものを取り入れ、食習慣を変えていくことです。習慣になってしまえば、「何が体にいいんだろう」と悩むことなく継続することができるはずです。

そこで、まずは主食を替えることから始めてみてはいかがでしょうか。最初は白米にもち麦を混ぜたものにして、慣れてきたら雑穀米に替えてもよいでしょう。少し手間は増えますが、栄養価が格段にアップしお通じの改善も期待できます。

冷凍野菜で無駄と手間を省く

ビタミン類をたっぷり含んだ野菜は、毎日たくさん食べたいもの。とはいえ、生の野菜は保存がききづらく、使いきれずに腐らせてしまう心配がありますし、料理に合わせて切ったり下ゆでしたりするのも手間がかかります。

そこでおすすめしたいのが、市販の冷凍野菜です。適度な大きさにカットされているので包丁いらずなうえに、使わない分はとっておけるので経済的。野菜は冷凍しても栄養価がほぼ下がらない（P.89参照）のも嬉しいところです。

最近はいろいろな野菜をミックスした商品も出揃っているので、スーパーで何種類も野菜を買わずとも、栄養満点で彩り豊かな料理をつくることができます。たとえば、解凍した冷凍野菜ミックスをざっと油で炒めて、お味噌汁の具にすれば、それだけで立派な1品のできあがり。便利すぎる冷凍野菜、よろしければお試しください。

調理法を見直してみる

野菜を煮たりゆでたりするのが大変なら、電子レンジでチン！しましょう。水を使った料理と違って栄養素が逃げることもなく、鍋を用意する手間もありません。

お肉のカツやハンバーグをつくるときに、オーブンを活用するのもおすすめです。トンカツやチキンカツなどをつくると、油の処理が大変ですし、しっかり火が通っているかも心配になりますよね。そこでオーブンの出番です。

お肉をビニール袋に入れて、砂糖と酒を加えて塩コショウし、モミモミ。冷蔵庫で30分ほど寝かせたあと、マヨネーズを加えて再度モミモミ。味つけしたお肉にオリーブオイルで炒めておいたパン粉をまぶし、オーブンで焼けば、カツだけど揚げない1品に仕上がります。ハンバーグもオーブンで焼けば、中心部が生焼けになる可能性が低くなり安心です。

栄養をプラスした食品を利用する

最近は、栄養が丸ごと摂れるおだし、栄養素がプラスされた牛乳やふりかけなど、栄養面を重視した食品が続々と登場しています。とくにおだしは、栄養価とうまみの両方をアップできるうえ、使い勝手もよい食品です。

毎日使うおだしやごはんのおともを、こうした食品に替えるのもよいでしょう。

「栄養バランスのとれた体によい食事」＝「つくるのに時間と手間がかかる」というのは、思いこみかもしれません。「これならできそう」と思えるやり方を、まずはひとつ取り入れて、長く続けることが何よりも大切なのです。

買い物を変える

健康的な食習慣のはじまりは「買い物」から

スーパーに行くと、だめだとは思いつつもスナック菓子、アイスクリーム、菓子パンコーナーなどに足が向いてしまいますよね。おいしそうな新商品が出ていたり、値下げしていたりしたらつい買ってしまいますよね。子どもの「買って買って」攻撃にも負けてしまいがちです。そこで、ふだんの買い物習慣を変える、こんなアイデアはいかがでしょうか。

買い物を変える４つのアイデア

①買い物の頻度を減らす

できるかぎりまとめ買いをし、お店に行く頻度を減らします。必要なものをリスト化してから買い物に行くなどして、つい目移りしてしまう誘惑を減らします。

②宅配サービスを利用する

カタログやネットで商品を選んで注文すると、食材を届けてくれる宅配サービスは、売り場で目移りする心配がなく無駄な買い物を減らせます。

③ミールキットを利用する

食材と調味料、レシピがセットになった「ミールキット」の宅配サービスは、調理工程がシンプルで簡単につくれるうえ、無駄な食材が出ない点が大きなメリット。季節やイベントに合わせたメニューもあり、意外なアイデアをくれることもあります。調理にかける手間を減らすことで、子どもと触れ合う時間を増やせるのも嬉しいところです。

④甘いだけのおやつを買いだめしない

市販のスナック菓子やジュースのほとんどは、糖質ばかりで栄養がない「空っぽのおやつ」です（Ｐ．１３８参照）。子どもの健康を考えるなら、こうしたおやつは買い置きしないのがベスト。家におやつがあると、「欲しいのにもらえない」と意地悪されているように感じてしまうかも。どうしても食べたいときに限定すれば、買う頻度を減らせます。

食事に興味をもって もらうためのポイント

自分でつくるからこそ気づけることもある

せっかく体によい食事をつくっても、それを食べる子ども自身の食事への興味が薄ければ、味気ないものになってしまいます。食事の大切さや、その食べ物をとる意味などを伝える機会をつくるのもよいでしょう。

食事に興味をもってもらうための３つのアイデア

① 子どもが料理に参加する機会をつくる

トマトを洗う、調理バサミで食材を切るなど、最初は簡単な作業を手伝ってもらいましょう。調理の工程が少ないミールキットから始めるのもひとつの方法です。お手伝いがうまくいっても失敗しても、「手伝ってくれてありがとう」と感謝を伝えることを忘れずに。

②休日に家族の朝ごはんをつくってもらう

火を使うとき、刃物を使うときは注意して見守る、年齢によっては大人が代わりに行うなどの対応も必要ですが、朝食なら子どもにとって比較的ハードルが低く、自分で準備したという達成感も得られるはずです。

③一緒にメニューを考える日をつくる

1週間に1日、親子で一緒に「今日の献立」を考える日を設定するのもよいでしょう。彩りや栄養バランスを考えることにもつながります。

これらは子どもに押しつけるものではありません。子どもと触れ合うなかで、さりげなく提案してみてはいかがでしょうか。

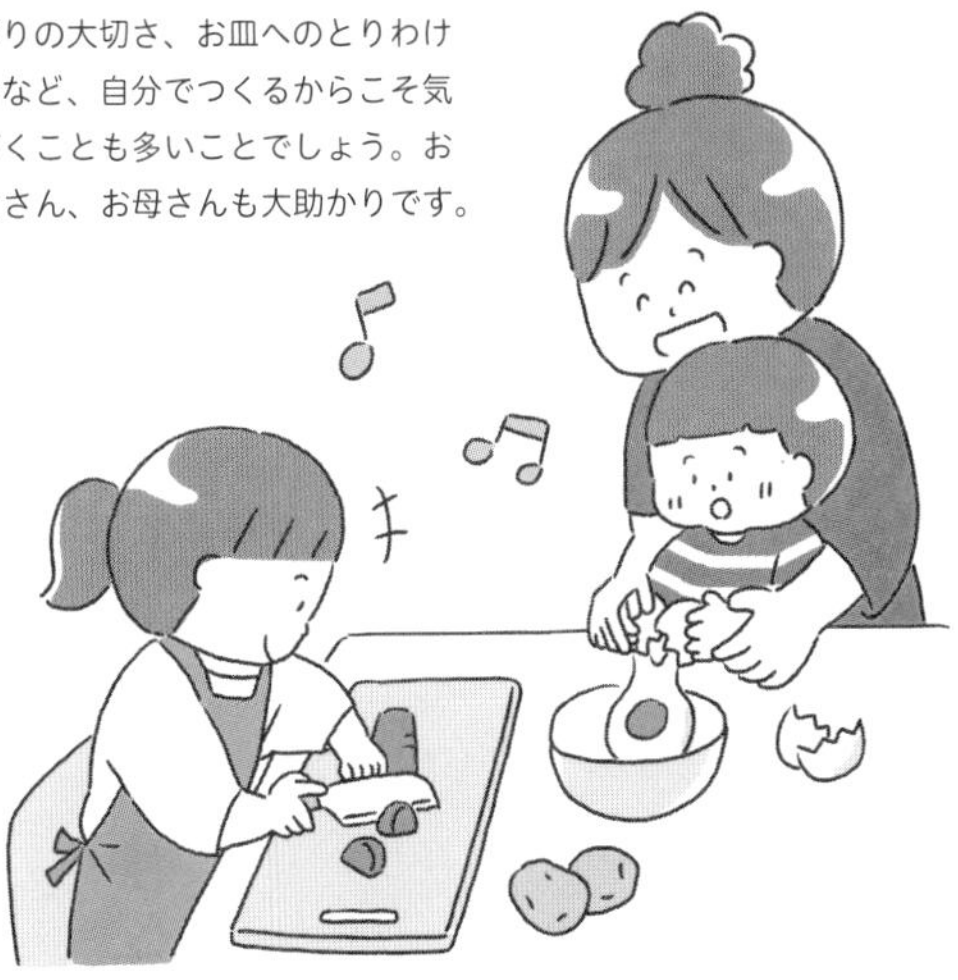

意外と時間や手間がかかること、彩りの大切さ、お皿へのとりわけ方など、自分でつくるからこそ気づくことも多いことでしょう。お父さん、お母さんも大助かりです。

自分で何を食べるか決め、栄養をバランスよく摂れる子が育つ！

親の手を離れたあとが危ない

アメリカやカナダでは、大学1年生になり親の手を離れると、肥満が増えるといわれています。*1ユタ大学の博士らが行った研究によれば、分析対象となった１２５名の新入生のうち、約半数に体重の増加が見られたそうです。これは、行動がある程度自由になったことで、外食や偏食が増えた結果といえます。

子どもが巣立ったあとも健康な心身を保つためには、栄養についての知識や自炊する力を育てていくことが大切です。

まずは大人が知識を身につけて、日常の中で、子どもに食事や栄養バランスの重要性を伝えていきましょう。ごはんの彩りがいまいちというときに、「黄色が足りないね」「赤い食べ物、何かあるかな」など、親子の会話につなげるのもよいでしょう。

大人の栄養バランスも大切

子どもの栄養を整えたいのであれば、まず大人の栄養を見直してみましょう。自分は子どもの残りものをつまむだけになっていたり、忙しい日は食事を抜くのが習慣になったりしていないでしょうか？

最近、日本人の女性のやせすぎが問題視されています。「そんなことないわ、私太ってる」と思っていらっしゃるかもしれませんが、適正体重は(身長ｍの2乗)×22です。ＢＭＩは(体重ｋｇ)÷(身長ｍの2乗)ですが、１８・５未満はやせすぎです。やせていることが、むしろ将来糖尿病のリスクになることもわかってきています。

日頃がんばっている自分へのごほうびとして、まずは自分の栄養をしっかり摂り、家族で食を楽しんでいきましょう。

栄養を整えられる子が育つ 3つのポイント

1 食習慣や栄養バランスについて親子で一緒に考える

食卓を囲んだり、料理を手伝ってもらったりするときなど、機会を見つけて栄養の話をするとよいでしょう。小さい子なら、栄養や食事にまつわる絵本を読ませてあげるのもおすすめです。

2 大人の栄養を整える

大人がきちんと栄養を摂り、よい食事をしていれば、子どもの食事も自然と整うもの。子ども優先で自分は適当に食事をすませていないか、余った料理をつい食べていないかなど、大人も自分の食事を見直してみましょう。

3 料理に参加させて自炊力を育てる

簡単なお手伝いから始めて、だんだん難しい作業を任せるようにするのもよいでしょう。高校生くらいになったら、1週間に1回、自分でお弁当をつくる日を設定するのを目標にしても。

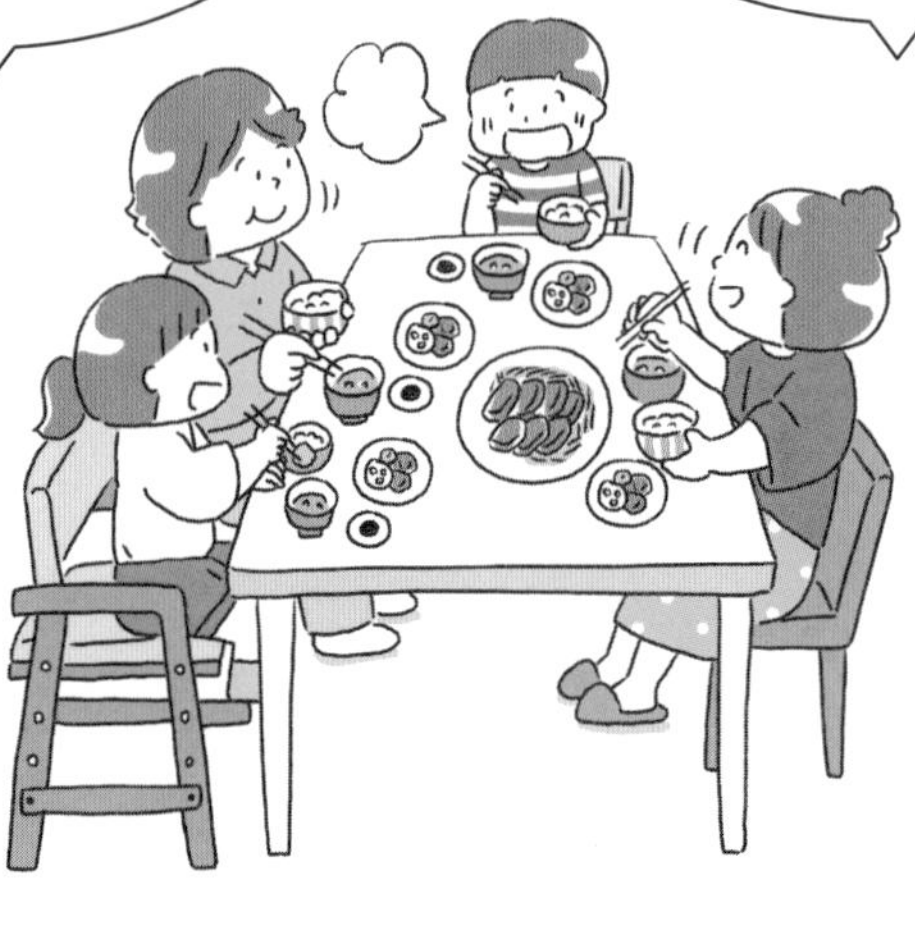

Part
1

体を強くする食事

子どもの健やかな成長に欠かせない栄養素と、その栄養素を豊富に含む食材や簡単レシピを紹介。飲み物や健康問題などについての最新情報＆アイデアも掲載しています。

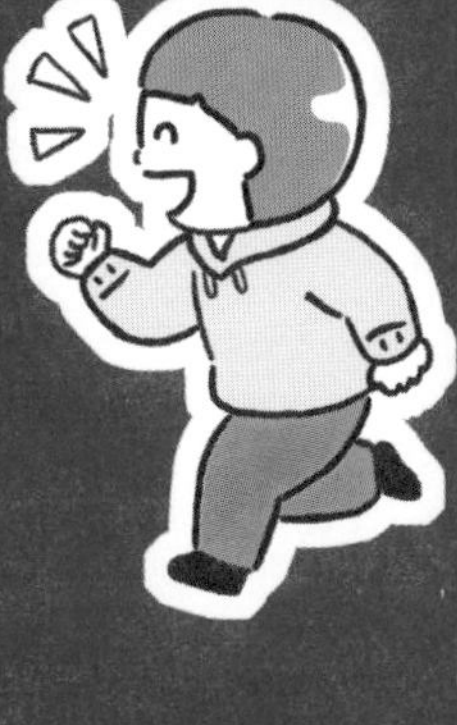

01

赤い肉と赤い魚で鉄不足を防ぐ

摂りたい栄養素

- 鉄

子どもの約7割が鉄不足！

子どもの成長に欠かせない栄養素の中でも、一番に挙げたいのが「鉄」です。鉄の役割を知れば、その大切さを理解できるでしょう。

鉄の役割

- **全身に酸素を運ぶ赤血球をつくるために必要となる**
- **食べ物から効率よくエネルギーをつくり出す**
- **やる気や集中力などを司るドーパミンや、気持ちを落ち着けたりドーパミンの分泌**

潜在的鉄欠乏って？

お金に例えると、財布にはお金があるけれど銀行にお金がない状態。採血では問題がなくても、じつは鉄欠乏というケースも。

をコントロールしたりするセロトニンの生成を助けて、心のバランスを整える

このように、鉄は健康な心身を維持するために欠かせない栄養素なのです。鉄が足りなくなると、心身にさまざまな不調が現れることがあります。**乳児であれば、発育・発達の遅れや運動機能・認知機能の低下、易感染性（感染症にかかりやすくなる）など。成長期の子どもや大人であれば、爪がもろくなる、頭痛、肩こり、耳鳴り、めまい、胃弱、冷え症、疲れやすいなど**の症状が見られることも。いくつか当てはまる人は、鉄不足を疑ってもよいかもしれません。

たくさんのエネルギーが必要となる成長期には、鉄を十分に摂ることが大切です。しかし、日本人は大半が鉄不足といわれており、[*2]**小児・青少年の潜在的鉄欠乏の割合は約7割**にもおよぶとされています。[*3]とくに乳児期には、生まれたときにお母さんから受け取る鉄が足りないこと、乳児期に効率よく鉄を摂取するための手段（サプリや鉄が添加された食品など）が少ないことから、健やかな成長・発達・発育に欠かせない鉄が足りていない子どもがたくさんいるのが現状です。

鉄欠乏の子どもの症状例

情緒不安定、注意散漫･関心の低下、集中力の低下、記憶力低下、学習障害、睡眠障害、食が細い、運動時の動悸･息切れ　など。

ヘム鉄を含む食べ物で効率よく鉄を摂ろう

鉄を含む食べ物には、ヘム鉄を含むものと非ヘム鉄を含むものがあります。[*4] **ヘム鉄は吸収率が15～25％あるのに対し、非ヘム鉄は3～5％程度と低め。**

効率よく鉄を摂るなら、ヘム鉄を豊富に含む赤身肉（とくにもも肉やヒレ肉）、赤身の魚（カツオ、イワシ、マグロなど）を積極的に食べるとよいでしょう。レバーは赤身肉より多くのヘム鉄が摂れるので、苦手でなければぜひ。ただし、ビタミンAがかなり多く含まれているので、食べる場合は週1回程度にとどめるとよいでしょう。

意外に思われるかもしれませんが、じつはしらすも青魚で、鉄とビタミンDを豊富に含む優秀な食べ物。子どもでも丸ごと食べられるのでおすすめです。

非ヘム鉄を含む食べ物としては、ほうれん草、貝類、豆類、卵、乳製品などが挙げられます。

子どもは大人に比べてたくさんの量を食べられないので、少量で多くの鉄を含み吸収率の高いヘム鉄を含む食べ物で、効率よく鉄を摂りましょう。

子どもが鉄欠乏になる原因の例

- 成長期の鉄の需要量増加（人生でもっとも成長するのは乳児期、２番目が思春期）
- 偏食や不適切なダイエット
- 生理で鉄が排出されてしまう　など

鉄を多く含む食べ物

効率よく鉄を摂るならヘム鉄を含んだ食べ物を。鉄はビタミンＣと一緒に摂ると、吸収率がアップします。

ヘム鉄を多く含む食材

鉄の吸収率15 ~ 25%程度

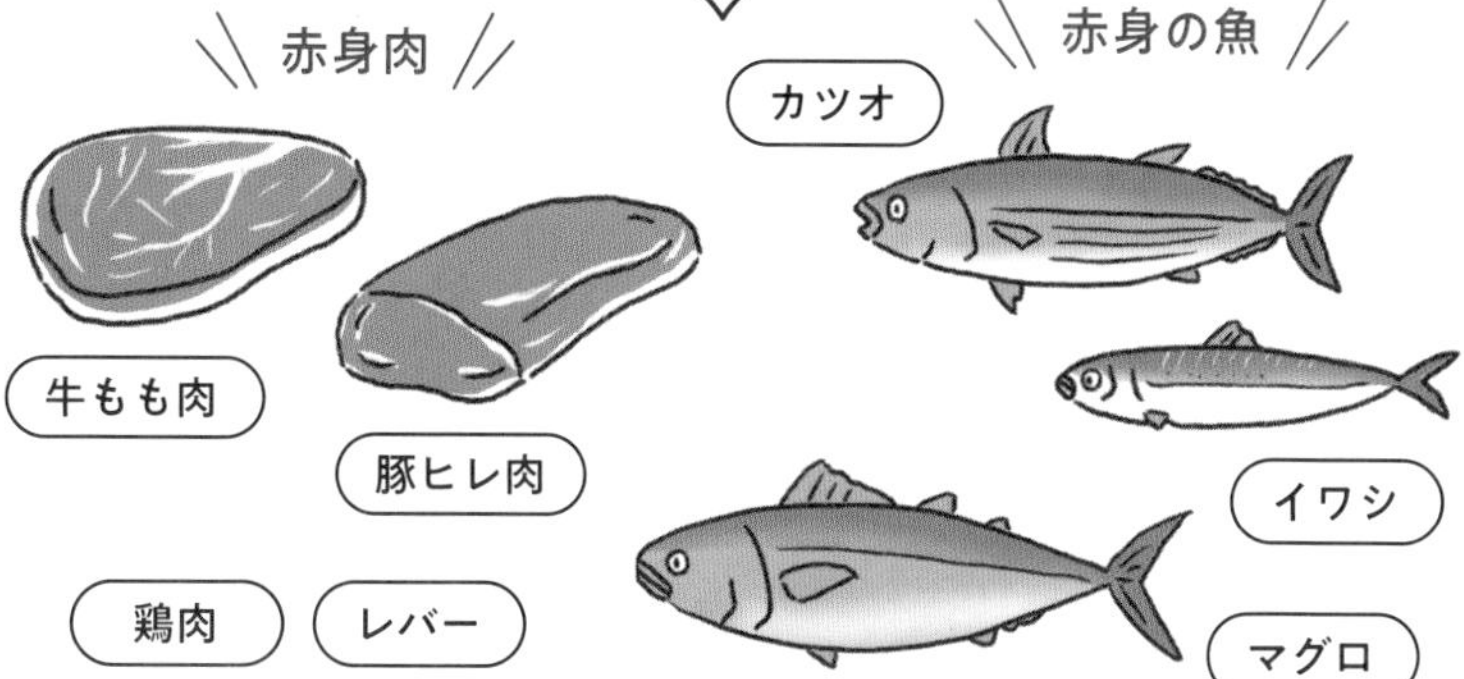

非ヘム鉄を多く含む食材

鉄の吸収率３ ~ ５%程度

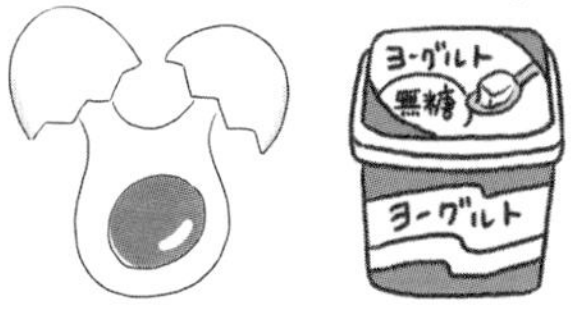

ほうれん草

貝類（シジミ、アサリなど）

豆類（大豆、あずきなど）

卵

乳製品

02

「鉄の恋人」ビタミンCで鉄の吸収率をアップ

摂りたい栄養素

- ビタミンC

パセリとレモンはビタミンCの優等生！

鉄を効率よく吸収するために、ぜひ一緒に摂ってほしいのがビタミンCです。ビタミンCが鉄の吸収効率をアップさせることは古くから知られていましたが、[*5]近年その仕組みが兵庫県立大学大学院生命理学研究科と理化学研究所放射光科学研究センターなどの共同研究により原子レベルで明らかになり、あらためてビタミンCが「鉄の恋人」であることが証明されました。

前項目で非ヘム鉄は吸収率が悪いとお話ししましたが、**ビタミンCを含む食材と一緒に食べることで鉄の吸収率をアップ**できます。いわずと知れたレモンには、やっぱりビタミンCがたくさん含まれていますし、お飾りになってしまいがちなパセリもビタミンCを豊富に含んでいるので、積極的に食べるとよいでしょう。ドライパセリを料理にかけるだけでも彩りにもなりますし、見た目のおいしさもアップします。

お肉にレモン、魚にレモン

鉄とビタミンCを一緒に摂る方法としておすすめなのが、**料理にレモン汁をかける**こと。ゆでたお肉、焼き魚、カツオのたたきなどにレモンをギュッと絞るだけで、鉄の吸収率を手軽にアップさせられます。

お肉やお魚に合うのはもちろんですが、ほうれん草のサラダ、オイル系やクリーム系のパスタ、塩味の炒め物など、どんな料理にもレモンは意外にぴったりと合います。

鉄の吸収のためだけでなく、味がちょっと足りないな、もう少し塩気がほしいなというときにも、塩やしょう油の代わりにレモンをかけてみるのはいかがでしょうか。うまみが増して「なるほど」と納得するはず。レモンを足すと味わいが増すので、塩やしょう油の代わりにかけてみてください。

付け合わせのパセリは残さない

パセリは鉄とビタミンCを一緒に摂れる優秀食材。外食したとき、今まで残していたあなたも、今日からは料理の付け合わせにパセリが出てきたら、飾りだと思わず残さず食べましょう。

レモンで減塩もできて一石二鳥

日本人は子どもも大人も塩分を摂りすぎている傾向にあります。厚生労働省が発表している「日本人の食事摂取基準」（2020年版）では、1日に摂取するナトリウム（食塩相当量）の目標量を3～5歳は3・5g未満、6～7歳は4・5g未満としています。

これらの塩分量を濃口しょう油で考えると、3・5g＝小さじ4杯程度、4・5g＝小さじ5杯程度。「これだけで1日分になるの!?」と驚いた人は、塩分を摂りすぎているかもしれません。

鉄の吸収をアップさせるだけじゃないレモンの効果、減塩。レモンを活用して、家族みんなで賢く減塩メニューを楽しみましょう。

レモン水を飲むなら

レモン水は歯の表面を酸性にし、エナメル質を溶かす可能性があります。食事中に飲むなら、最後に水を飲むか水でうがいしましょう。

ビタミンCをたっぷり摂れる食べ物

「鉄の恋人」ビタミンCを多く含む食べ物で、鉄の吸収率をアップしましょう。

野菜類

赤身の肉や魚を使った料理には、ビタミンCを豊富に含んだ野菜を合わせたいもの。旬の野菜はより多くの栄養を摂れるのでおすすめです。保存がきく冷凍野菜をストックしておくのもよいでしょう。

- 赤ピーマン
- 黄ピーマン
- 緑ピーマン
- パセリ
- モロヘイヤ
- ブロッコリー
- キャベツ
- シソ
- 小松菜
- ほうれん草

フルーツ

フルーツの中でもビタミンCの含有量が多いレモンは、料理に少しかけるだけでうまみをプラスしてくれる優秀な食材です。

- メロン
- イチゴ
- レモン
- 柿
- キウイ
- パパイヤ
- マンゴー
- ラズベリー
- オレンジ

その他

海苔には、ビタミンCのほか、ビタミンA、鉄分、カルシウム、食物繊維などさまざまな栄養素が含まれています。

- 海苔

03

骨と体を強くする！「しらすりごまはん」

摂りたい栄養素

- ビタミンD
- カルシウム

しらすは年齢を問わずおすすめの魚

「丸ごと食べる魚が体によい」という話は耳にしたことがあるのではないでしょうか。小魚など、頭からしっぽまで丸ごと食べられる魚は、食材に含まれる栄養素をあますところなく摂取できます。

その代表格ともいえるのが、しらす。じつは離乳期を終えても子どもにおすすめしたい食材のひとつです。**カルシウム、カルシウムの吸収を助けるビタミンDを含んだしらすは、子どもでも丸ごと食べられるとても優秀な魚です。**

最近はコンビニでもしらすを見かけるようになり、手軽に買える点も魅力。ただし、塩分をやや多く含んでいるので、少し注意が必要かもしれません。コンビニで売っている釜揚げしらす（2パック入り）を例にとると、1パック（約18g）の食塩相当量がおよそ0・3g。ごはんにかけて食べる場合は、塩分を足さずに食べるとよいでしょう。他のお料理と合わせるときも、塩やしょう油などを加えず、しらすそのものの塩味を利用するとよいでしょう。

ビタミンD不足は深刻な問題

ビタミンDは日光を浴びることでもつくられるため、「サンシャインビタミン」とも呼ばれます。いずれかの方法で得たビタミンDは、カルシウムの吸収を助ける、免疫機能をアップさせる、筋肉を増やし筋力を維持するなど、さまざまな働きをします。

ビタミンDのおもな働き

- **カルシウムの吸収を助け、骨密度を調整し、骨の健康を保つ**
- **免疫機能をサポート（気管支ぜんそくの重症化を減らす、風邪をひきにくくするなど）**
- **筋肉を増やし、筋力を維持する**

「ちりめんじゃこ」と「ししゃも」もビタミンDが豊富

ちりめんじゃこはしらすより少し塩分量が高く、食感も硬め。しっかり噛める小学生の子どもに、大さじ1〜2杯を目安に食べさせましょう。

ししゃもは小骨があるので、小さい子どもは口の中を傷つけるおそれも。少しずつ食べることを意識して、噛んでいるときは目を離さずに。

ところが近年、「魚は苦手」といった苦手意識や日光を浴びることは悪でしかないから避けるべきという思いこみから、ビタミンD不足が進んでいるという見方もあります。**食事以外から得られる唯一の栄養素**がビタミンDです。日光は、もともと肌の色が白い人が浴びすぎると皮膚ガンのリスクが上がる可能性があり問題ですが、適切な量を浴びることを意識してみるのもよいでしょう。

食材をかけるだけのお助けメニュー

ごはんに何を合わせるか迷ったとき、我が家でときどき出しているのが、しらすとすりごまをごはんにのせて、ごま油をかけたもの。これがとてもおいしいんです。ごま油は酸化しにくく、体内でつくれない必須脂肪酸であるリノール酸を含んでいるので、風味づけにはぴったりですし、ビタミンDは油と一緒に摂ると吸収も促進されるので、なおよいです。簡単で栄養素もしっかり摂れる「しらすりごまはん」、困ったときのお助けメニューとしてご活用くださいね。

【ビタミンD生成・紅斑紫外線量情報】
https://db.cger.nies.go.jp/dataset/uv_vitaminD/ja/

モバイル用
簡易サイト

ビタミンD補給に！　しらすりごまはん

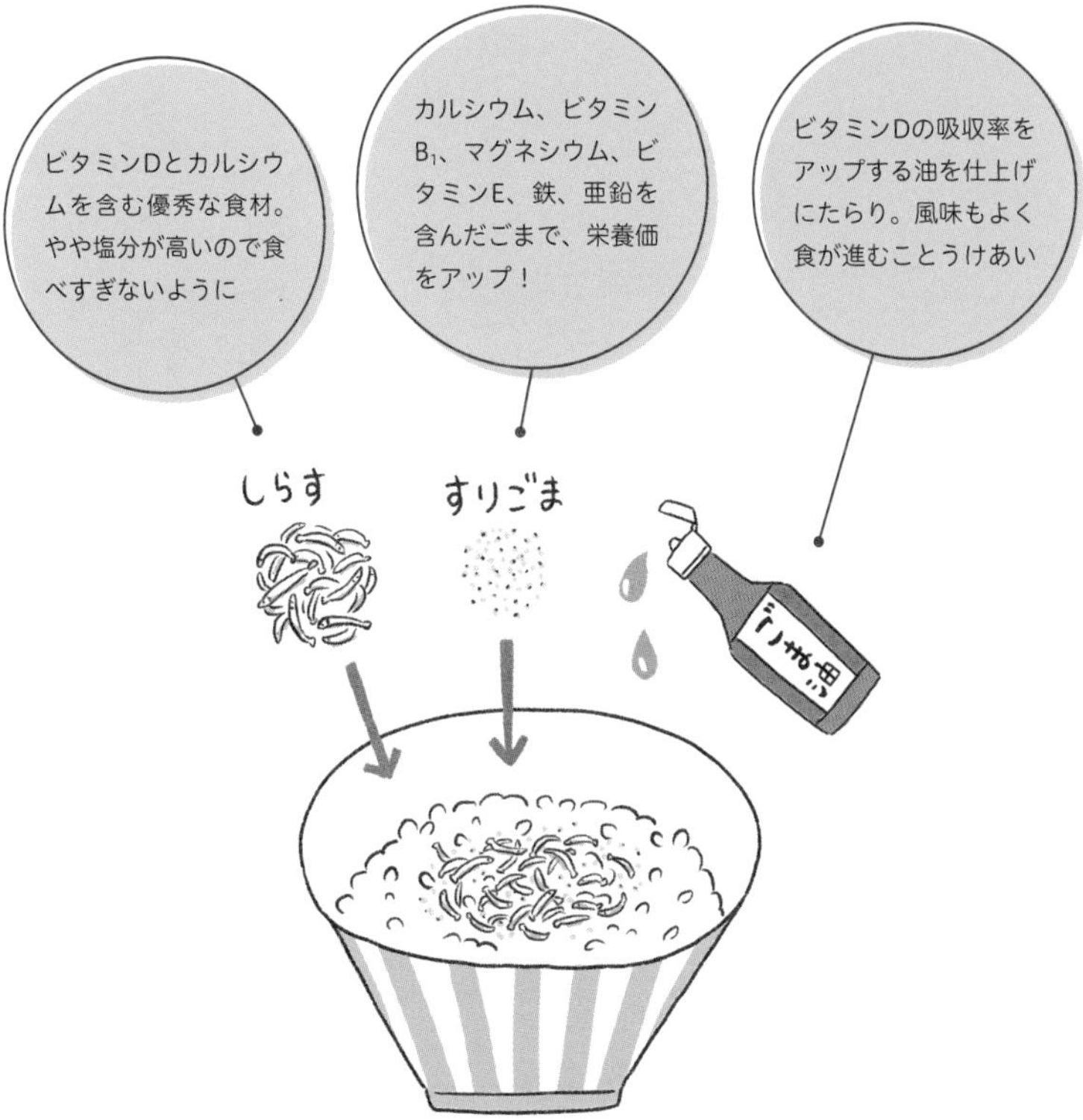

シンプルだけれど、栄養バランスがよく、ごま油の風味でお箸が止まらない鉄板レシピ。時間がないときの「もう１品」にもおすすめです。

日光を浴びる適正な時間は？

日光からビタミンDを得るために必要な時間は、地域や時間帯、天候などで変わります。国立環境研究所 地球環境研究センターのホームページでは、これらの条件に応じて必要な日光浴の時間を調べられるので、チェックしてみてください。

04

風邪と肺炎予防に亜鉛

摂りたい栄養素

- 亜鉛

十分な亜鉛が風邪と肺炎を防ぐ

「子どもがよく風邪をひくから心配……」というお父さんお母さん、その原因としてもしかしたら亜鉛不足が考えられるかもしれません。亜鉛の働きにはいろいろありますが、そのひとつに**風邪をひきにくくする、肺炎を防ぐ**というものがあります。

[*6]肺炎は5歳未満の子どもに多く見られ、低所得国では多くの子どもが肺炎によって命を落としています。医療に関する良質な情報を集めたデータベース集「Cochrane Library」では、生後2ヵ月から59ヵ月の子どもに亜鉛のサプリメントを毎日与えることで肺炎の発生率が減少し、亜鉛補給の有効性が認められたと報告されています。

亜鉛は鉄にならぶ大事な栄養素

風邪や肺炎の予防以外にも、亜鉛はさまざまな働きを担っています。

亜鉛がもたらす効果

- ●風邪をひきにくくする
- ●骨が強くなる、体が大きくなることも
- ●皮膚炎や円形脱毛症を防ぐ
- ●貧血が起こりにくくなり、疲れにくくなる
- ●味覚が鋭くなり、食事がおいしくなる
- ●下痢をしにくくなる
- ●ケガが治りやすくなる

体を内と外から強くしてくれる亜鉛は、積極的に摂取してほしい栄養素のひとつ。
次の項目では、その意外な働きと亜鉛が摂れる食べ物を解説します。

05 牛肩ロースの牛丼ですくすく成長

身長・体格のカギを握る亜鉛

[*7]亜鉛が足りず身長が伸び悩んでいた子どもに亜鉛を補充することで、本来あるべき身長まで伸びた、という報告もあります。

亜鉛が足りなくなると成長ホルモンの分泌や骨代謝に関わる酵素などが減少します。すると、背が伸びにくくなったり、子どもであっても骨粗しょう症のような強度が低い、スカスカの骨になったりすることもあります。また、体格が小さくなることもあります。

摂りたい栄養素

- 亜鉛

亜鉛をしっかり摂れるメニューは？

亜鉛は全身のさまざまな部分に存在しますが、鉄のようにストックできません。そのため、定期的に摂らないと亜鉛不足になる可能性があります。では、亜鉛を十分に摂るには何を食べればよいのでしょうか。

亜鉛をたくさん含んだ食材として、おなじみなのが牡蠣《かき》です。しかし、独特の風味があるので苦手な子どもが多く、生牡蠣はノロウイルスなどにあたる可能性を考えると、ふだんの食卓に上げにくいのが悩みどころ。

そこでおすすめしたいのが**牛肩ロース肉です。亜鉛だけでなく鉄も含んでいる**ので、子どもに必須の栄養素を合わせて摂れる一石二鳥の食材といえます。少し歯ごたえがあるので、しっかりと噛むことができるようになった子どもに向いています。

牛肩ロース肉を使ったイチ押しのメニューは牛丼。牛丼に使われる玉ねぎに含まれているアリシンには、胃の消化液の分泌を活発にし、消化を助けて食欲を増進する働きがあります。甘じょっぱい味つけもあって、ごはんをしっかりと食べることができます。じゃがいもがあれば、肉じゃがをつくるのもよいでしょう。

亜鉛を多く含む食べ物

- 牡蠣、はまぐり
- 牛肉、豚肉、レバー
- 卵黄
- パルメザンチーズ
- プロセスチーズ
- 松の実
- ごま など

06

鉄と亜鉛不足をアサリがあっさり解決！

摂りたい栄養素

- 亜鉛
- 鉄

アサリには重要な栄養素がたっぷり

前項目で紹介したとおり、鉄とともに不足しがちな栄養素が亜鉛です。[*8] 0～9歳の男の子の約30％、女の子の約34％が亜鉛不足という調査結果もあるほど。**亜鉛が不足すると味覚障害が起こることもある**ので、お子さんの偏食がひどい場合、亜鉛不足を疑ってもよいかもしれません。

亜鉛を豊富に含む食材の代表格は牡蠣ですが、子どもの食事に取り入れにくいのが難点。そこで、前項目で紹介した牛肩ロース肉のほかに利用したいのがアサリです。

アサリには、鉄や亜鉛、たんぱく質、カリウム、カルシウムなど、体に必要なさま

ざまな栄養素が含まれています。筋肉や皮膚をつくり、酵素やホルモンの材料となるたんぱく質。摂りすぎた塩分を体外へ排出してくれるカリウム。骨や歯をつくるカルシウム。どの栄養素も子どもの成長と健康には欠かせません。

アサリに含まれる鉄・亜鉛以外の栄養素

- **たんぱく質：筋肉や皮膚をつくる、酵素やホルモンの材料となる**
- **カリウム：摂りすぎた塩分を体外へ排出する、細胞の内側と外側の水分バランスを調整する、筋肉や心臓の機能を維持する**
- **カルシウム：骨や歯の成分になる**
- **ビタミンB_{12}：骨髄で葉酸と一緒に血液をつくる**
- **タウリン：血中の中性脂肪やコレステロールを下げる、血圧を下げる、インスリンの分泌を促す**

水煮缶にすると亜鉛と鉄が大幅アップ！

「アサリは砂抜きと塩抜きが面倒で……」という声が聞こえてきそうですね。でも、

アサリの水煮缶VSシジミのむき身、栄養価はどちらが高い？

可食部100gあたりに含まれる鉄は、アサリの水煮缶が30mgでシジミが8.3mg。亜鉛はアサリが3.4mgでシジミが2.3mg。カルシウムはアサリが110mgでシジミが240mg。鉄と亜鉛を摂りたいならアサリの水煮缶、カルシウムを摂りたいならシジミを選ぶのもよいでしょう。

出典：日本食品標準成分表（八訂）増補2023年

ご心配なく。生のアサリではなく水煮缶を使えばよいのです。

缶詰は生のものに比べて栄養素が少ないイメージがあるかもしれませんが、じつは逆なのです。１００ｇあたりで比較すると、亜鉛の含有量は生のアサリが０・９ｍｇで水煮缶が３・４ｍｇ、鉄は生のアサリが２・２ｍｇで水煮缶が30ｍｇ。**アサリに含まれるほとんどの栄養素が、生に比べて水煮缶のほうが上回っている**のです。

汁ごと使って炊き込みごはんに

アサリの水煮缶を使った料理で、いちばん手軽でおすすめなのが炊き込みごはんです。しょう油やお酒、水などに加えて、栄養が詰まった水煮缶の汁も一緒に入れて炊飯器で炊くだけ。献立のメインになり、子どもにとっても食べやすい鉄板メニューです。

少し手をかけるなら、お味噌汁の具にしてもよいですし、牛乳と野菜を一緒に食べられるクラムチャウダーにしてもよいでしょう。

アサリにはヘム鉄と非ヘム鉄の両方が含まれていますが、非ヘム鉄の含有量のほうが多いようです。ピーマンやパセリ、ブロッコリーなど、ビタミンCを多く含んだ食べ物と一緒に食べて、鉄の吸収率をアップさせましょう。

アサリの水煮缶はこんなにすごい！

アサリの水煮缶は生のむき身に比べて、たんぱく質、カルシウム、鉄を多く含んでいます。使いやすくて栄養素たっぷりの水煮缶を、味方につけない手はありません。

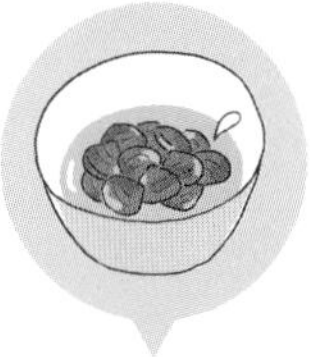

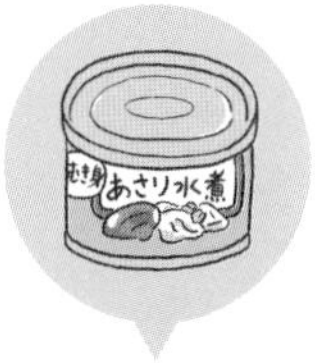

	むき身	水煮缶
カロリー	29kcal	102kcal
たんぱく質	5.7g	20.3g
脂質	0.7g	2.2g
糖質	2.3g	7.8g
ビタミンB_{12}	44.8μg	64μg
カリウム	140mg	9mg
カルシウム	66mg	110mg
鉄	2.2mg	30mg
亜鉛	0.9mg	3.4mg

※可食部100g あたり

出典：日本食品標準成分表（八訂）増補 2023 年

07

1日1杯のお味噌汁で亜鉛の吸収率がアップ

摂りたい栄養素

- 亜鉛

亜鉛と味噌、そこがミソ

亜鉛の大切さはここまでにお話ししてきましたね。じつは、**発酵食品に亜鉛の吸収を促す作用が期待されていて**、今も研究が続いています。

人間の体内には、体に必要なものを取りこみ不要なものを排出する、輸送担体（トランスポーター）というものが存在します。亜鉛を担当するトランスポーターもいて、このうちＺＩＰ４というトランスポーターが、消化管から亜鉛を吸収するために働いています。[*9]ある研究では、いくつかの味噌にＺＩＰ４の発現を促す成分が含まれていて、味噌を食べることで体内の亜鉛の量も増える傾向が認められました。

●甘味噌：塩分６％前後で、かなり甘口。代表的なものに関西白味噌や江戸甘味噌があり、漬け物やぬたなどに使われることが多い。[*10]

お味噌汁は塩分控えめに

味噌をいただく方法として、もっとも身近なのはお味噌汁でしょう。そこで意識したいのが、お味噌汁に含まれる塩分です。

一般的に使われている辛口味噌は塩分を12％前後含んでおり、お味噌汁1杯あたりの塩分量は1・2gほどになります。厚生労働省の「日本人の食事摂取基準」（2020年版）では1日に摂る食塩相当量の推奨値は大人の場合7g前後なので、1日に1杯程度のお味噌汁の塩分量は目くじらを立てるほどではありません。

ただし、子どもの場合の食塩相当量の目標量は34ページで紹介したとおり、大人より少なくなりますし、日本人は塩分を摂りすぎる傾向があるので、お味噌汁の塩分もできるだけ控えめにしたいもの。

[*11]たとえば塩分量11％の味噌を使う場合、お味噌汁1杯あたり大さじ2分の1でつくるくらいの目安にするとよいでしょう。もしくは減塩タイプの味噌を使うとよいでしょう。

味噌の種類

●辛口味噌：塩分12％前後、一般的に使われている味噌。大豆のうまみを強く感じられ、味わいはすっきりとしたものが多い。

●甘口味噌：塩分10％前後で、ややまろやかな味わい。塩味の中に米こうじの甘味が感じられる。

薄味減塩でもおいしくなるアイデア

お味噌汁は子どもも大人も薄味がベストです。おだしを効かせればうまみが増しますし、減塩もしくは塩分添加のないおだしもあるので、上手に使ってみてください。おだしを効かせれば、栄養価も上がりうまみも増し、気持ちも上がります。

風味が足りないなと感じたときには、お味噌汁にすりごまを入れましょう。鉄を摂れるうえに、風味がアップするのでおすすめです。牛乳を足しても◎（詳細はP.116）。

もうひとつ、おすすめなのが野菜たっぷりのお味噌汁。最初に野菜を鍋で炒めておいて、お湯とおだしを入れて少しゆでてから、味噌を入れて完成です。野菜からうまみが出るので、味噌の量を控えめにしても、おいしいお味噌汁ができますよ。

使う野菜は旬のおいしいものなら何でもOK。ニンジン、カボチャ、ほうれん草などの**色の濃い野菜には、目を守り粘膜のバリア機能も担うビタミンAがたっぷり含まれている**ので、ぜひともお味噌汁の具材に使ってください。

キノコもいいおだしが出て、ビタミンDも摂れる優秀な具材です。冷凍したキノコは栄養価がアップするので、冷凍庫にストックしておくのもよいでしょう。

ビタミンAのおもな働き

- 目の色素や光を感じる細胞などをつくるうえで不可欠
- 粘膜のバリア機能を司り、のど、鼻、胃腸、尿道の粘膜を守る
- 体の成長と発育を促す

塩分控えめ具だくさんのお味噌汁

1 先に野菜を炒める

手元にある野菜をカットして、先に炒めておく。カボチャやほうれん草など、色の濃い野菜はとくにおすすめ。

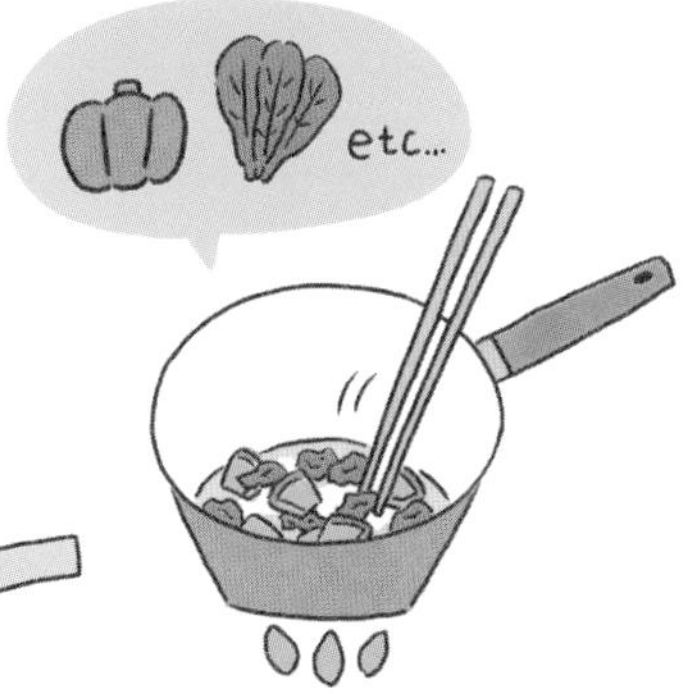

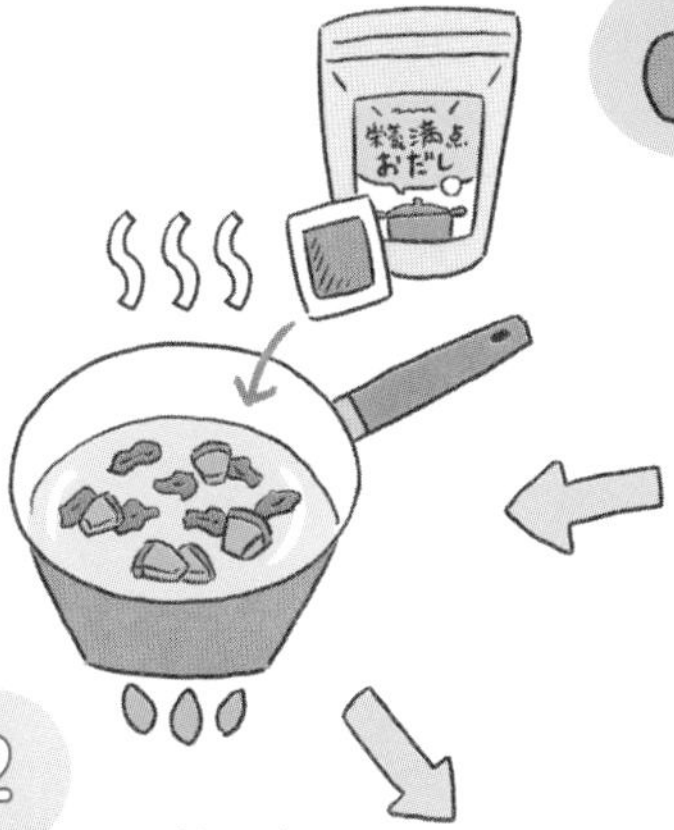

2 お湯とおだしを加えて煮る

野菜に火が通ったら、お湯とおだしを加えて少し煮る。栄養素をプラスしたおだしを使っても。

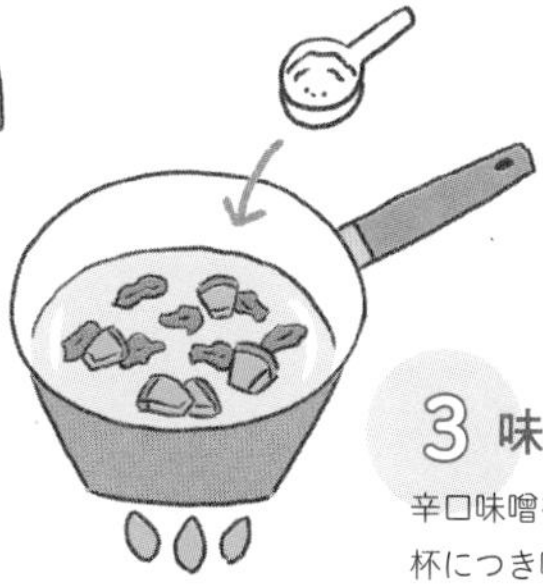

3 味噌を溶く

辛口味噌を使う場合、お味噌汁１杯につき味噌は大さじ２分の１程度に。野菜からうまみが出るので、味噌の量は控えめでもおいしい。

08

から揚げをつくるなら、高野豆腐から揚げ！

子どもも大人もカルシウム不足

亜鉛が摂れるおすすめ食材の流れで紹介したいのが高野豆腐です。高野豆腐はカルシウムの含有量も多いため、積極的に摂りたい食材のひとつです。**カルシウムは人間の体にもっとも多く含まれるミネラルで、骨や歯をつくる大切な栄養素**です。骨を強くし、きちんと成長させるために欠かせない存在ですが、残念ながら多くの人がカルシウム不足に陥っているのが現状です。

子どもの成長をサポートするためにはもちろん、大人も強い骨をつくるために、家族でしっかりとカルシウムを摂りたいものです。

摂りたい栄養素

- カルシウム
- 亜鉛
- 鉄

●1日あたりのカルシウムの摂取量

1～6歳（平均値）416mg
7～14歳（平均値）639mg
15～19歳（平均値）480mg

出典：令和元年国民健康・栄養調査

また、カルシウムを十分に摂っていても、**ビタミンDが不足しているとカルシウムの吸収率が下がってしまう**ので、どちらもしっかりと摂るよう心がけましょう。

令和元年国民健康・栄養調査におけるカルシウムの一般食品からの１日の摂取量は平均５０４・９ｍｇでした。

性別・年代別に見ても、カルシウムの平均摂取量は、男性は、20歳以上で５０３ｍｇ、65〜74歳で５５８ｍｇ、75歳以上で５６１ｍｇ、女性は、20歳以上で４９４ｍｇ、65〜74歳で５６７ｍｇ、75歳以上で５２５ｍｇと推奨量（７００ｍｇ前後）に比べてカルシウムの摂取量は不足しています。子どもたちの１日あたりのカルシウム推奨摂取量と、実際の摂取量（平均値）は下記のとおりです。

また、食品群別でみると乳類からの摂取が最も多く、次いで野菜類、豆類、穀類、魚介類の順に多く摂取していました。

隠れた優秀食材、高野豆腐

カルシウムを多く含む食べ物は、小松菜、モロヘイヤ、干しエビ、ししゃも、牛乳など。

多くの子どもがカルシウム不足！

●１日あたりのカルシウムの推奨量

６〜７歳（男児）585mg（女児）538mg

８〜９歳（男児）645mg（女児）750mg

10〜11歳（男児）708mg（女児）732mg

出典：日本人の食事摂取基準（2020年版）

豆腐類もそのひとつですが、なかでもカルシウムの含有量が多いのが高野豆腐です。

たとえば、[*12]木綿豆腐100gあたりのカルシウム含有量は93mgですが、高野豆腐の水煮は100gあたり150mg。少しの量で効率よくカルシウムを摂取できるのです。

さらに**高野豆腐には、たんぱく質や鉄、亜鉛など、子どもの健康と成長に欠かせないさまざまな栄養素がギュッと詰まっています。**

高野豆腐といえば煮物のイメージが強いかもしれませんが、今まであまり手に取らなかった方もつなぎやとろみ食材として、この機会にぜひひとも高野豆腐に注目してみてください。

高野豆腐はすりおろしてパウダーに！

高野豆腐はそのまま使ってもよいですが、すりおろすとより使い勝手がよくなるのでおすすめ。自分ですりおろしてパウダーにすれば、市販の粉豆腐よりもリーズナブルにすませることができます。

同じ大豆由来の食材として人気のおからパウダーは、食物繊維の含有量が非常に多

●乳製品：牛乳、スキムミルク、プロセスチーズ、ヨーグルトなど

いものの、カルシウムや鉄などのミネラルの量は高野豆腐より少なくなります。

　子どもに食べさせるなら高野豆腐パウダーがおすすめですが、お通じを改善したいときにはおからパウダーを利用してもよいでしょう。

簡単で失敗しない高野豆腐から揚げ

　高野豆腐パウダーを使ったメニューで、私がすごく気に入っているのがから揚げ。小麦粉やかたくり粉を高野豆腐パウダーに変えて、下味をつけた鶏肉にまぶし、油をかけて電子レンジで加熱するだけ。

　から揚げも含めて、揚げ物は面倒くさいですよね。中まで火が通っているかを確認するのも大変で、つい敬遠してしまう方も多いと思います。でもこの方法なら、レンジでチンするだけで簡単で、まず失敗しません。下味をつけたり衣をつけたりする作業を、子どもに手伝ってもらってもよいでしょう。

　から揚げに使う鶏肉は、鉄の含有量が多いもも肉がおすすめです。「むね肉やささみのほうがヘルシーなイメージで、子どもにはそのほうがいいと思っていた」という声も聞こえますが、もも肉に比べて、むね肉やささみは鉄の含有量が少なくなってし

カルシウムを多く含む食べ物の一例

●野菜類：小松菜、モロヘイヤ、いりごま、菜の花、チンゲンサイなど
●魚介類：ワカサギ、干しエビ、ししゃも、サケの水煮缶、ちりめんじゃこなど
●豆腐類：焼き豆腐、厚揚げ、がんもどき、木綿豆腐、高野豆腐など

まいます。

鉄も多く含まれますし、スーパーでよく「から揚げ用」として売っているのはもも肉が多いので、下準備をひと手間省けるのも嬉しいですよね。から揚げのほか、高野豆腐パウダーをお味噌汁に入れたり、ハンバーグのつなぎに使ったりするのもおすすめです。料理の栄養価を上げたいときは、高野豆腐パウダーを活用してみてはいかがでしょうか。

乾燥おから可食部100gあたりの栄養素（一部）

●たんぱく質	23.1g	●食物繊維	43.6g	●亜鉛	2.3mg
●脂質	13.6g	●カルシウム	310mg		
●炭水化物	52.3g	●鉄	4.9mg		

出典：日本食品標準成分表（八訂）増補2023年

高野豆腐はスーパーフード！

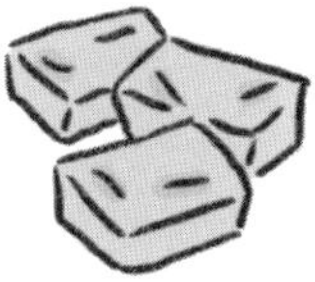

高野豆腐には、子どもの健康と成長に欠かせない栄養素がたっぷり。煮物はもちろん、つなぎやとろみづけに使ったり、パウダーにして揚げ物の衣にしたりと、さまざまな場面で活用できます。

100gあたりに含まれるおもな栄養素

たんぱく質
50.5g

カルシウム
630mg

食物繊維
2.5g

鉄
7.5mg

亜鉛
5.2mg

出典：日本食品標準成分表（八訂）増補 2023 年

09

元気の源 ねばねば納豆

納豆に含まれるビタミンKには止血作用も

納豆、豆腐、油揚げなど、豆を素材にした食材には、鉄や亜鉛のほかマグネシウムも含まれています。マグネシウムは骨をつくるうえで欠かせない栄養素で、体内でエネルギーをつくり出すときにも必要となり、筋肉や血圧のコントロールにも関わっています。これらの食材は、手軽に買えるうえに豆類そのものよりも使い勝手がよく、さまざまな料理に使えるのも嬉しいところです。

納豆にはもうひとつ、ビタミンKという重要な栄養素も含まれています。**ビタミンKには骨を強くする作用のほか、出血したときに血を止める作用もあります。**

摂りたい栄養素

- マグネシウム
- ビタミンK

骨がどんどん成長し、体が大きくなっていく成長期の子どもにとって、マグネシウムとビタミンKは必要不可欠。多くて1日1パックを目安に、納豆を食べる習慣をつけるとよいでしょう。

大粒、小粒、ひきわりなど、納豆にはいろいろな種類がありますが、基本的にどれも栄養価は変わりません。献立や子どもの好みに合わせて選んでください。

ちょい足しアレンジで納豆をおいしく！

納豆はとても優秀な食材ですが、毎日食べ続けていると飽きてしまうかもしれません。そんなときは、ちょい足しアレンジをしてみましょう。

私はいろいろなメニューにすりごまを入れるのですが、納豆もそのひとつ。パラパラと入れるだけで風味も栄養価もアップするのでおすすめです。

しらすと卵も、さまざまな栄養素を摂れるとてもいい組み合わせです。しらすはビタミンDをたっぷり含んでいますし、卵にはたんぱく質やカルシウム、マグネシウム、鉄、亜鉛などの幅広い栄養素が含まれています（詳細はP.82）。

しらすの塩分が気になる場合は、ゆでこぼして塩分を抜いてもよいのですが、手間

マグネシウムを多く含む豆由来の食材の一例

- 豆腐
- 納豆
- 油揚げ
- きな粉
- がんもどき
- 高野豆腐　など

がかかるな、と思われる場合は無理に塩抜きする必要はありません。かわりに、納豆のたれを少し減らしてもよいでしょう。しらすの塩分を利用しておしょう油を使わないようにするか、しらすをザルにあけて熱湯をかけるだけでも[*13]塩分が約40％減らせるので、湯通ししたしらすを使用するとよいでしょう。

私が大好きなアレンジメニューは、大人向けにはなりますが、納豆にキムチとごま油を入れて、豆腐にのせて食べるキムチ納豆豆腐。発酵食品の合わせ技で体にとてもよく、ごま油の風味とキムチのうまみが効いてとてもおいしく食べられます。シソが好きな方は、そこにシソを入れても！

キムチは少し歯ごたえがあるので、しっかりと噛めるようになった小学生以上の子ども向けのアレンジです。マヨネーズを足すとキムチの辛みがまろやかになります。納豆にかぎらず、食材をちょい足しするときは、子どもの噛む力の成長や年齢を考えることがポイントです。

納豆にプラスしたい食材4選

ちょい足しで納豆をおいしくアレンジできて、栄養価もアップする優秀食材をピックアップしました。すりごま+しらすなど、お好みの組み合わせでどうぞ。

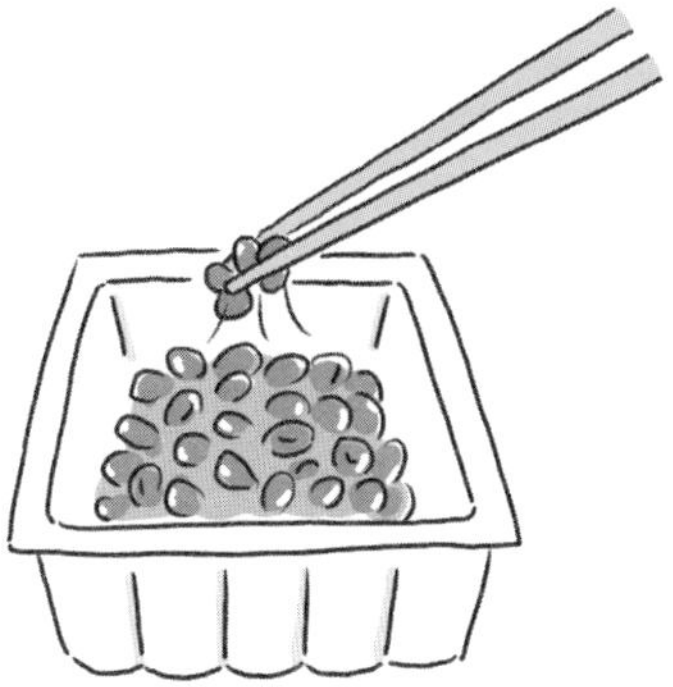

キムチとごま油

発酵食品のキムチと香りのよいごま油の組み合わせは、栄養面でも味の面でも間違いのない組み合わせ。キムチ入りを子どもに出す場合は小学生以上を目安に

すりごま

栄養価アップと風味づけを同時にできて一石二鳥！

しらす

しらすの塩分が気になる場合は、納豆についているタレやしょう油を少し控えめに

卵

完全栄養食の卵をプラス。さらにしらすを加えれば、ビタミンDも摂れて栄養面でもパワーアップ！

※生卵を与える場合は基本は3歳以上の子どもですが、ふだん加熱した卵を食べてアレルギー症状がない子でも、生卵だと症状がでることもあるのでご注意ください。

10

栄養バランス◎の牛乳でみるみる元気に

摂りたい栄養素

カルシウム

アミノ酸スコア満点・カルシウム豊富な牛乳

牛乳にはカルシウムをはじめ、たんぱく質、ビタミンA、ビタミンB_2などが豊富に含まれています。さらに、**たんぱく質を構成する必須アミノ酸が全部含まれている、**とても栄養バランスのいい食品なのです。

日本人のカルシウム不足が叫ばれていますが、小学校に通う年齢の子どもにとっては給食の牛乳が貴重なカルシウム摂取の機会となっています。

ひと口に牛乳といっても、じつはいろいろな種類があるのをご存知でしょうか。ほとんどが以下の6種類に分類されています。

おもな牛乳の種類

●成分無調整牛乳（牛乳）：生乳を殺菌し、そのまま詰めた牛乳。乳脂肪分が3・0％以上

●成分調整牛乳：生乳から乳成分（脂肪・ミネラル・水分など）の一部を除いたもの。乳脂肪分1・5％以上

●低脂肪牛乳：成分調整牛乳のうち、生乳から乳脂肪分のみを除去し、乳脂肪分を0・5〜1・5％にしたもの

●無脂肪牛乳：成分調整牛乳のうち、生乳から乳脂肪分を除去し、乳脂肪分を0・5％未満に調整したもの

●加工乳：生乳や牛乳に乳製品（脱脂粉乳・バター・クリームなど）のみを加えて、濃厚タイプや低脂肪タイプにしたもの

●乳飲料：生乳や乳製品を主原料に、乳製品以外（ビタミン・果汁・カルシウム・コーヒーなど）を加えたもの

こんなにも種類があると、どれを選べばよいのか迷いますよね。じつは脂質の量は異なりますが、それ以外の栄養成分はさほど変わらず、カルシウムやたんぱく質のよ

アミノ酸スコアって？

食品の中に含まれる、体の中でつくることができない必須アミノ酸のバランスを評価したもので、100に近いほど良質なたんぱく質を含んだ食品ということになります。

い供給源。乳そのものの味を求めるのであれば成分無調整牛乳、そのコクや甘味が苦手な子や脂質が気になる場合は低脂肪牛乳、鉄やビタミンＤなどを添加してあるものを求めるのであれば乳飲料がよいでしょう。

牛乳を飲みすぎると鉄欠乏になることも！

牛乳はたんぱく質・カルシウムの供給源としてすばらしい飲み物ですが、**飲みすぎてしまうと鉄欠乏になることがあります。**理由のひとつとしては、鉄の吸収を妨げる場合があることや、鉄欠乏により消化管粘膜に障害が生じ、消化管からの出血により鉄欠乏が悪化することなどが挙げられます。

さらに[*14]カナダで約１３００人の未就学児を対象にした研究によると、牛乳を飲めば飲むほどフェリチンという貯蔵鉄の数値が低くなったという報告がありました。

では、１日にどれくらい牛乳を飲めばよいのでしょうか。

子どもの日々の食事にもよりますが、日本人の栄養摂取基準に基づくと、小学生であれば、１日５００ｍＬくらいの牛乳を飲むのがよいでしょう。つまり給食で牛乳を１パック飲んだら、おうちで飲むのはコップ１杯くらい。給食がない日や休日はコッ

要な栄養を含んだ食事をとれなくなるおそれも。そうなると栄養バランスが崩れることにもつながるため、背を伸ばしたいからとがむしゃらに牛乳ばかりを飲むのは控えたいところです。

プ2杯を目安にするとよいでしょう。

おなかのゴロゴロは解消できるかも

毎日飲みたい牛乳ですが、おなかがゴロゴロするから苦手という子どもも多いですよね。牛乳でおなかが張ったりおなかを壊したりする場合、乳糖不耐症の可能性があります。

乳糖不耐症は牛乳や乳製品に含まれる乳糖を消化できない状態のことで、大人にもよく見られます。ただし、このような症状が出ても必ず乳糖不耐症というわけではなく、思いこみによっておなかがゴロゴロする感覚をもつというケースも少なくありません。[*15]ある研究で「私は乳糖不耐である」との自覚がある人に、乳製品だとわからない状態で乳製品を与えたところ、なんの症状も出ずに牛乳コップ1～2杯分程度摂取できたとの報告があります。

[*16]また近年の研究では、**乳糖を含む製品を毎日少しずつ摂り続けることで、乳糖不耐の症状が出にくくなるという報告が増えています。**「おなかがゴロゴロするから

牛乳を飲むと背が伸びるって、本当？

答えは○でもあり△でもあるといえます。体を構成するのに必要なアミノ酸をバランスよく含み、カルシウムも摂れる牛乳は、背を伸ばすために必要な栄養を摂取できる食品です。しかし、飲むほどに背が伸びるという根拠は今のところなく、むしろ牛乳を飲みすぎることで、他に必

牛乳は飲まない」のではなく、アレルギーなどがない場合は少しでもいいから飲み続けてみることを、選択肢のひとつとして考えてみてはいかがでしょうか。

また、一気に牛乳コップ1杯飲まずに、2～3回に分けて飲むようにしてもゴロゴロ症状が出にくくなりますし、牛乳よりもヨーグルトやチーズのほうが乳糖不耐症の症状が出にくいという報告もあるので、おなかがゴロゴロするからと牛乳や乳製品はあきらめなくても大丈夫かもしれませんよ。

麦芽飲料やココアで栄養価アップ

アレルギーではないけれど、牛乳の味自体が苦手だという子どもには、左ページのような方法もあります。子どもの好みに応じて、試してみてはいかがでしょうか。

牛乳にかぎらず、食べ物や飲み物は「全体の栄養バランス」と「どこに比重を置くか」を考えることがとても大事です。ほかの食べ物に比べて、牛乳はさまざまな栄養素を手軽に摂れる食品のひとつといえます。まったく飲めないよりは、少し味をつけてでも飲めるようにして、栄養価を上げて飲んだほうがメリットがあると考えることもできます。

乳糖が苦手な子ども向けの食品も

乳糖不耐症の症状が見られるなら、乳糖を除いたり酵素で分解したりした食品を試すのも選択肢のひとつです。赤ちゃんであれば無乳糖の粉ミルク、乳糖分解牛乳など、おなかにやさしく栄養素もきちんと摂取できます。

牛乳が苦手な子どものためのアイデア 5

1 温めてゆっくり飲む

牛乳を温めると腸の動きが活発になり、ラクターゼ(乳糖分解酵素)の働きもよくなります。冷たい牛乳だとおなかがゴロゴロするという場合や寒い時期には、ホットミルクにして飲むのもよいでしょう。

2 麦芽飲料をプラス

麦芽飲料には、ビタミンD、鉄などが含まれているものもあります。飲みすぎには注意したいところですが、甘味が気になるからと子どもから遠ざけてしまうのは、もったいないかもしれません。

3 ココアにする

ココアには、鉄、亜鉛、銅、食物繊維が含まれています。温めた牛乳に糖類が足されていない純ココアを加えることで飲みやすくなります。

4 ほかの乳製品を摂る

ヨーグルトやチーズなど、牛乳以外の乳製品のほうがゴロゴロ症状が出にくい場合もあります。牛乳が苦手なら、無糖ヨーグルトなどの乳製品を試してみるのもよいでしょう。

5 小分けにする・毎日飲む

牛乳を少しずつ数回に分けて飲んだり、少しずつでも毎日飲み続けたりすることで、おなかがゴロゴロしにくくなる場合も。

11

濃い色の野菜で成長をサポート

「なんで食べなきゃいけないの？」に答える

野菜が苦手な子どもと、野菜を食べさせたい親のバトルは、今も昔も多くの家庭で見られる光景です。どうにかして食べさせようとすると、子どもから「なんで野菜を食べなきゃいけないの？」とにらまれることも……。

この**「なんで？」にきちんと答えることが、子どもに野菜を食べさせるための第一歩**です。すでにお話ししたように、野菜にはビタミンC、ビタミンAなど、健康を保ち成長を促すために必要な栄養素が詰まっています。

それだけではありません。野菜をしっかり食べることで、ごはんやパンなどの食べ

摂りたい栄養素

- ビタミンA
- ビタミンC など

すぎを防ぎ、糖質の摂りすぎを抑える効果もあります。先に野菜を食べれば、血糖値の急上昇を防ぐこともできます。

野菜は体によいからといわれても、子どもは納得いきません。「ニンジンにはビタミンAがいっぱい入っていて、食べると肌が丈夫になるんだよ」など、わかりやすく野菜の役割を教えてあげるとよいでしょう。

「濃い色」の「旬」の野菜を選ぶ

子どもにどの野菜を食べさせればよいのか、種類が多すぎて悩む方もいるでしょう。迷ったときは、「濃い色」の野菜＝緑黄色野菜を選ぶのがおすすめです。野菜の種類にもよりますが、**緑黄色野菜にはビタミンA、ビタミンC、ビタミンK、葉酸、カリウムなど、重要な栄養素が多く含まれています。**

ただし、見た目の色が濃くても中身が白っぽい野菜は、緑黄色野菜に含まれません。ナスやキュウリを想像してもらえば、わかりやすいと思います。もちろん、だからといって食べなくてよいというわけではありません。

そして、野菜を買うときはなるべく「旬」のものを選びましょう。旬の野菜には栄

子どもの１日あたりの野菜摂取目標量

- １～２歳　180g
- ３～５歳　240g
- ６～７歳　270g
- ８歳以上　350g

出典：農畜産業振興機構「子どもの健康と野菜摂取について」

養がたっぷり詰まっているうえに、味も抜群ですし、たくさん出回るためお値段もお財布に優しくなっています。

買い置きするなら冷凍野菜が便利

野菜を買い置きすると、使いきれずにいたんでしまったり、使いきれる分だけを買うと割高になってしまったりすることがありますよね。そんな悩みを解消してくれるのが、**スーパーやコンビニで手に入る冷凍野菜**です。

最近は、使いやすくカットしてあるものや、洋風・和風の料理向けの野菜ミックスなど、種類が豊富でとても便利です。冷凍にしても野菜の栄養価はほとんど下がらないので、ぜひとも活用してみてください。

とくにおすすめの冷凍野菜は、**ブロッコリーを細かく砕いた「ブロッコリーライス」**。適度に歯ごたえがあるので満腹感があり、栄養価も高いとても優秀な食材です。ブロッコリー特有の味も気にならないので、普段の献立にちょい足し食材として使ってみるのはいかがでしょうか。

子どもと野菜を仲よくさせる 4つのポイント

POINT 1

野菜の役割を知る

「体によいから食べなさい」だけでは、子どもは納得してくれません。なぜ野菜が体によいのか、どんな栄養素を含んでいるのか。大人がわかりやすく説明してあげるとよいでしょう。

POINT 2

冷凍野菜を活用する

保存がきいて栄養価も高い冷凍野菜は、種類も豊富で使い勝手がよいのも魅力。ちょい足し食材として使えるブロッコリーライスはいち押しです。

POINT 3

濃い色の野菜を選ぶ

見た目も中身も色の濃い野菜＝緑黄色野菜には、ビタミン類を中心に重要な栄養素がたくさん含まれています。とくに旬の野菜は、栄養をたっぷり含んでいるのでおすすめです。

緑黄色野菜の一例

インゲン、オクラ、カボチャ、小松菜、シソ、トマト、ニラ、ニンジン、パセリ、ピーマン、ブロッコリー、ほうれん草

POINT 4

大人も一緒においしく食べる

大人がニコニコとおいしそうに野菜を食べれば、子どもも「おいしいのかも、食べてみようかな」と思います。表情と言葉で野菜のおいしさを伝えましょう。

12

経口補水液は薬の気持ちで「点滴飲み」

摂りたい栄養素

- ビタミンB_1

大量の糖分がビタミンB_1欠乏の原因に

風邪をひいたとき、熱が出ているとき、夏の暑いときはスポーツドリンクや経口補水液がよいというイメージはありませんか。

しかし、「すぐに水分補給ができる」「健康にいい」「ビタミンが摂れる」というイメージから日常的に大量に飲んでいる場合、どのような影響があるでしょうか？

一般的なスポーツドリンクには、１００ｍＬあたり約５ｇの糖分が含まれています。**500mLのペットボトルの場合、大さじ2杯弱の糖分を摂ることになる**のです。

私たちの体内で糖分を分解してエネルギーをつくり出すにはビタミンB_1が必要で

す。**糖分たっぷりのスポーツドリンクばかりをがぶ飲みすると、たくさんの糖を分解するために体内のビタミンB_1を使ってしまい、足りなくなってしまう**ことがあります。

ビタミンB_1欠乏が引き起こす症状

●全身症状：嘔吐、脚気《かっけ》、倦怠感（元気がない、ぐったりしているなど）、むくみ、食欲低下、体重増加不良（月齢や年齢に比べて体重があまり増えない）

●心不全症状：心拡大（心臓が大きくなる）、肺高血圧、浮腫、心原性ショック（心筋が正常に機能しなくなりショック症状が起きる）

●神経症状：意識障害、腱反射減弱、筋力低下、眼球運動障害、けいれん

多くはありませんが、スポーツドリンクや経口補水液の飲みすぎによってビタミンB_1が不足すると、さまざまな症状を引き起こす可能性があり、実際に報告もあります。熱中症と似た症状が現れる場合もあるため、熱中症の患者さんと間違われ、点滴をしても改善しなかったというケースもあるそうです。

また、スポーツドリンクにはナトリウム（塩分）も含まれますが、その量は経口補水液の3分の1ほど。脱水を予防、治療するには足りません。汗をたくさんかくとき、激しい運動をするときにスポーツドリンクばかりを大量に飲むと、血液中のナトリウム濃度が下がり、低ナトリウム血症（水中毒）を起こすこともあります。

「点滴飲み」でチビチビ飲むのは経口補水液

ちょっと汗をかくな、というときにスポーツドリンクを飲んでもよいですが、一緒にお水も飲むこと、適切な量の塩分を含む食事をとることが必要です。つまり、摂りすぎている糖分を薄め、足りない塩分を補う必要があります。

猛暑日やスポーツで子どもが汗をたくさんかくとき、嘔吐や下痢で体からたくさん水分と塩分が出ているときには、経口補水液を飲むとよいでしょう。そのさいに注意したいのが、**チビチビひと口ずつ何度も飲む**こと。

この飲み方を、私たち医者の間では「点滴飲み」と呼ぶこともあります。点滴はポタポタと液体が落ちていますよね、あのイメージです。経口補水液は、熱中症予防のため、嘔吐・下痢のときの治療のために飲むイメージでいるといいかもしれません。

おうちでつくれる熱中症予防ドリンク

経口補水液が必要になったときのために、おうちにある材料だけで、手軽につくれるレシピを覚えておくのもよいでしょう。つくった日に飲み切るようにしましょう。

準備するもの

- 水 …………… 1000mL
- 塩 …………… 小さじ1/2（2.5g）
- 砂糖 ………… 大さじ4と1/2
- レモン汁 …… 少々

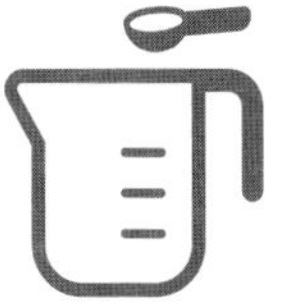

1 水に塩を入れる

水の代わりに麦茶でつくってみてもよいでしょう。

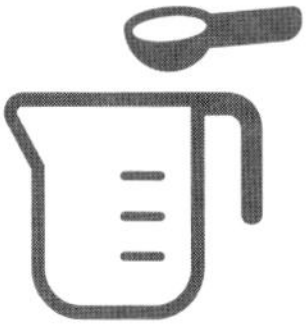

2 砂糖を加える

糖分を控えたいときは、砂糖の分量を調整したり、甘味料で代替したりしましょう。

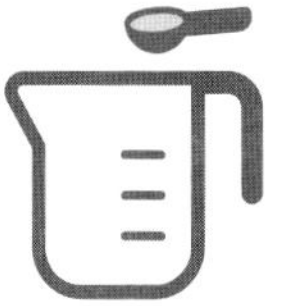

3 レモン汁を混ぜて完成

レモンには、熱中症予防に役立つカリウムが含まれています。

参考：厚生労働省「働く人の今すぐ使える熱中症ガイド」

13

飲み物はカフェインと水の硬度を意識しよう

摂りたい栄養素

ー

カフェインを摂りすぎるとどうなる？

カフェインは、緑茶、コーヒー、紅茶、ウーロン茶、ココアのほか、チョコレートの原料となるカカオ豆にも多く含まれています。最近は、眠気ざましやリフレッシュを目的としたカフェイン入りのエナジードリンクなどの清涼飲料水も、さまざまな商品が揃っています。

カフェイン入りの飲み物を飲むと、目が冴えたり気分がシャキッとしたりしますよね。それは、カフェインが神経を鎮静させるアデノシンの働きを妨げ、神経を興奮させる作用をもっているからです。

カフェインを摂りすぎると、中枢神経系（脳と脊髄からなり、情報を処理して全身に指令を発信する）が過剰に刺激され、めまい、心拍数の増加、興奮、不安、震え、不眠などが起こる場合があります。消化器官も刺激されるので、下痢、吐き気、嘔吐などを引き起こすこともあります。

個人差はありますが、[*17]妊婦が高濃度のカフェインを摂ると胎児の発育を妨げたり、子どもが低体重で生まれてきたりする可能性も指摘されています。

子どもはカフェインの刺激に敏感

カフェインの1日あたりの摂取許容量は、個人差があるという理由から、日本でも世界でも設定されていません。

食品安全委員会が公表している海外のおもなリスク評価では、カナダ保健省が示している「悪影響のない摂取量」が参考になるでしょう。

エナジードリンクにはカフェインがたっぷり

若者に人気のエナジードリンクも、カフェイン含有量の多い飲み物の代表格。1本に約100mg前後のカフェインが含まれている商品も多いので、とくに小さい子どもからは遠ざけたいものです。

子どもにとって悪影響のない最大摂取量（カナダ保健省）

- **4〜6歳：45mg／日**
- **7〜9歳：62・5mg／日**
- **10〜12歳：85mg／日**

この評価をもとに考えると、小学校低学年の子どもの場合、５００ｍＬのペットボトルのウーロン茶であれば、１本で軽々とオーバーする計算になってしまいます。

国内のデータは少ないですが、カフェインを多く摂取した子どもは、より睡眠時間が短くなり、大人に比べて不安感や衝動性が増したり落ち着きがなくなったりすることが報告されています。

子どもは大人以上にカフェインの刺激に敏感だともいわれます。大量に摂らないことはもちろん、小さい子どもにはカフェインが含まれない飲み物を飲ませましょう。カフェインを取り除いた「デカフェ」も、選択肢のひとつです。

身近な飲み物のカフェイン含有量（100ml あたり）

コーヒー	60mg
紅茶	30mg
ウーロン茶	20mg
エナジードリンクまたは眠気ざまし用飲料（清涼飲料水）	32 〜 300mg

出典：食品安全委員会　ファクトシート　食品中のカフェイン

お水の硬度、チェックしたことありますか？

硬水も、子どもの体への影響が懸念されている飲み物のひとつです。

水の硬度は1Lあたりのカルシウムとマグネシウムの含有量を炭酸カルシウム量として表し、硬度によって「軟水」と「硬水」に分類されています。

日本の水はほとんどが「軟水」で、日本に輸入されているミネラルウォーターは、カルシウムとマグネシウムをたっぷりと含んだ「非常な硬水」がほとんど。そのため、硬水を消化管や腎臓の機能が未熟な小さい子どもに与えると、下痢を引き起こし腸内細菌の環境が崩れる可能性がありますし、腎臓に負担がかかることも起こり得ます。

硬水によるカルシウムの過剰摂取にも要注意です。乳幼児にとってカルシウムを摂ることは大切ですが、食事や粉ミルクなどから摂るカルシウム量を考えると、硬水を日々飲み続けることでカルシウムの摂りすぎになる可能性もあります。

体も機能も成長途中の子どもに、硬水を飲ませるのは控えたいもの。市販のお水を購入するさいは、その硬度を意識しましょう。

1Lあたりの炭酸カルシウムの含有量による軟水と硬水の基準

- ●軟水　60mg未満
- ●中程度の硬水　60～120mg未満
- ●硬水　120～180mg未満
- ●非常な硬水　180mg以上

出典：WHO 飲料水水質ガイドライン

14 ふだん飲むならお水を

心がけたいこと

- 適切な水の量を知る

食事中や日常には「水」を

前項目で紹介したとおり、カフェイン入りの飲み物を日常的に摂取すると、子どもの健康に影響を与えることがあります。スポーツドリンクなどの清涼飲料水も糖質が多く、毎日大量に飲むのはおすすめできません。

それでは**ふだん何を飲めばいいのかというと、答えは「水」**です。日本は世界的にも浄水技術が進んでおり、水道水をそのまま飲むことができます。ペットボトルやウォーターサーバーの水も、口当たりがよくおいしいうえに、ほかの飲み物に比べれば割安です。

何より、カフェインや糖質などが含まれていないため、子どもにも安心して与えることができます。食事中に飲んでも、味を邪魔することもありません。

「水」って、どれくらい飲めばいいの？

１日に必要な水分量は、年齢と体の大きさによって変わります。下に目安となる量を掲載していますが、ここには食事に含まれる水分量も加味されています。１日の食事に含まれる水分量は、おおよそ８００ｍＬから１Ｌくらいなので、こちらを引いた量が「飲んで摂る水分量」となります。

たとえば７歳で体重25ｋｇの子どもなら、70ｍＬ×25（ｋｇ）＝１７５０ｍＬとなり、食事以外で８００ｍＬ程度の水分が必要になることがわかります。もちろん、その日に食べるものは天候、子どもの体調などにもよるので、この数字はあくまで目安として考えておきましょう。

１日に必要な水分量の目安（体重１kgあたり）

- 乳児　150mL
- 幼児　100mL
- ～6歳　90～100mL
- ～10歳　70～85mL
- ～14歳　50～60mL

参考：「熱中症の予防　3本の矢（衣食住）水分補給」糸数智美　チャイルドヘルスVol.14 No.7

15

完全栄養食！エッグい栄養ある卵

エッグのエッグい栄養って？

卵にはさまざまな栄養素がバランスよく含まれていて、まさに完全栄養食というべき素晴らしい食べ物です。**卵はたんぱく質が豊富で、自分の体の中で作り出すことができない必須アミノ酸9種類がバランスよく含まれています。牛乳同様アミノ酸スコア100の完全栄養食**です。

ちなみに、必須アミノ酸の中のトレオニンは脂肪肝を予防し、メチオニンはアルコール代謝を助けてくれるので、大人のお酒のおつまみにも卵は最適といえます。

卵は、有精卵であれば温めるとヒヨコになるわけですから、1羽のヒヨコが育つほ

摂りたい栄養素

- たんぱく質
- 鉄
- 亜鉛 など

どの栄養が含まれているということです。脳や神経の構成に必要なコリンやリン脂質、骨をつくるためのカルシウムやリン、エネルギー代謝に必要なビタミンBなども含まれています。その他、成長に欠かせない鉄・亜鉛・ビタミンD・Aもバランスよく含まれていることが、エッグい栄養、完全栄養食といわれるゆえんなのです。

どのくらいの量がとれるかというと、卵1個に含まれるたんぱく質は約6・4gと、学童期の子の1日の必要量の約13％に相当する量を含んでおり、貧血予防の鉄が約10％、味覚や皮膚、粘膜に重要な亜鉛も10％。視覚や皮膚、粘膜を健康に保ち、成長を促進するビタミンAが13％、カルシウムやリンの吸収を高め骨へのカルシウムの沈着を促進するビタミンDはなんと44％も摂れます。こんなに栄養がエグいのに、エネルギー量は1日の必要量のうちたったの4％弱というのもすごいところ。

1日あたりに食べる量の目安は、1～2歳なら2分の1個から1個、[*18]**3歳以上なら1日1個程度。**ほかの食べ物とのバランスを考えると、こちらが適量といえるでしょう。

じつは卵は完全栄養食なだけではなく、卵に含まれている「コリン」という成分によって記憶力や学習効果のアップに期待できるという側面もあります。詳しくは120ページで紹介します。

卵の色と栄養は関係ない

卵は殻の色、黄身の色がさまざまです。

卵の殻の色については、一般的に、スーパーで多く見かけるのが白い殻で、特に値段が高いブランド卵に茶色がかった殻の卵が多い印象から、なんとなく茶色い殻の卵のほうが栄養価が高そうとイメージされる方もいるかもしれません。しかし、殻の色は栄養価や食べたときの味には関係していません。

また、黄色に近いものからオレンジがかったものまで存在する黄身の色についても、栄養とは直接関係ありません。黄身の色は、鶏のエサに影響されます。

パプリカなどをエサとしている鶏の卵の黄身は濃厚な印象のオレンジ色になり、飼料用米を多く含んだエサを食べている鶏の卵の黄身は黄色に近づきます。後者は加熱すると白っぽくなるため、真っ白い卵料理や洋菓子などの需要を受けて開発されたそうです。ちなみに海外の卵の黄身は薄い黄色がほとんどです。

殻も黄身も濃いほうがよさそうに見えますが、栄養価に大きな差はないのです。

ていたのでしょうか。体調が本調子でなく食欲もないときは、栄養価が高い卵とすぐにエネルギーになる糖質を含んだ米麹甘酒（アルコールを含まないもの）の組み合わせがよいのかもしれません。

卵は完全栄養食！

食事摂取基準（1日）に占める 卵1個分のエネルギー量と各栄養素量の比率

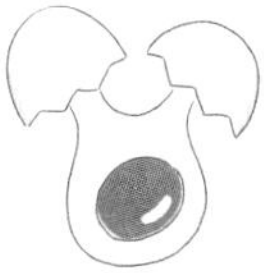

	含有量	卵1個で1日に必要な栄養素がどれだけ摂れるか
エネルギー	79kcal	約4％
たんぱく質	6.4g	約13％
カルシウム	27mg	約4％
マグネシウム	6mg	約3％
リン	94mg	約9％
鉄	0.9mg	約6.4～15％
亜鉛	0.7mg	約10％
ビタミンA	78μg	約13％
ビタミンB_2	0.22mg	約16％
ビタミンB_6	0.04mg	約3％
ビタミンB_{12}	0.5μg	約28％
ビタミンD	2μg	約44％
ビタミンE	1mg	約18％
葉酸	22μg	約12％

参考：全国鶏卵消費販促協議会発行「くらしの中のたまごシリーズ⑭」
※上記の表は、資料を基に学童期の子どもを対象とした場合の数値に置き換えたものです。

昔は「風邪にはたまご酒」!?

「風邪をひいたらたまご酒」という話を聞いたことがある人もいるかもしれません。たまご酒の歴史を調べてみたら、江戸時代に発行された料理書『料理物語』に載っているようです。400年以上も昔からあるということですよね。昔の人は、卵が栄養豊富であることを身をもって知っ

16

日光浴キノコでビタミンDをかさ増し！

摂りたい栄養素

✓ビタミンD

キノコのビタミンDをさらに増やす裏ワザ

36ページで触れましたが、ビタミンDは食事からだけでなく日光（紫外線のUVB）を浴びることでも得られるため、サンシャインビタミンとも呼ばれます。じつは**キノコにも日光浴をさせるとビタミンDの含有量がアップ**するのです。

[*19]ある実験では、市販の干しシイタケを直射日光に14時間当てると1gあたり64IUのビタミンD_2がつくられることが確認されています。この干しシイタケ2個を食べると、ビタミンDの1日の所要量を満たせる計算です。エノキタケ、ヒラタケでもビタミンDの含有量が増えたそうですから、太陽のパワーには驚かされますね。

キノコを買ったら、天気のいいときに1時間ほど、傘のひだを上にして1枚1枚にしっかりと直接日を当てるだけで、ビタミンDかさ増しキノコのできあがりです。ちなみに、窓越しだとビタミンDの生成に必要な紫外線のUVBが遮られてしまうので、屋外で行なうようにしましょう。

骨を育てるビタミンDをコツコツ摂ろう！

最近、小さい子どもにO脚の傾向が見られることがあるのですが、その原因のひとつにビタミンD不足があるのではないかといわれています。

食事から摂取した、もしくは日光から得られたビタミンDは、肝臓と腎臓で活性型ビタミンDという形になります。活性型ビタミンDが働くための受容体が体の中のあちこちに存在するため、ビタミンDは体内でいろいろな働きをします。

代表的な働きとして、**カルシウムの吸収を助けて骨の密度を調整し、骨を健康に保つ**作用があります。ご存知のように、骨を強くし成長させるためにもカルシウムは必要なのですが、カルシウムだけではなくビタミンDも一緒にしっかり摂取することが大事です。

おもなキノコの100gあたりのビタミンD含有量

- ●生シイタケ　0.3μg
- ●干しシイタケ　17μg
- ●エノキタケ　0.9μg
- ●ブナシメジ　0.5μg
- ●マイタケ　4.9μg
- ●エリンギ　1.2μg
- ●生マッシュルーム　0.3μg
- ●乾燥キクラゲ　85μg
- ●マツタケ　0.6μg

出典：日本食品標準成分表（八訂）増補2023年

17

朝食には冷凍フルーツヨーグルトを

「フルーツは生が一番」は思いこみ？

多くのフルーツには、鉄の吸収を助けるビタミンC、とくに黄色いフルーツなら感染症予防に効果のあるビタミンAがたっぷり含まれています。

ぜひとも毎日食べてもらいたいフルーツですが、総じて値段が高く、買うのをためらってしまいがちですよね。保存できる期間が短く、早めに食べきらないといけない点もネックといえます。

そこで提案したいのが、冷凍フルーツを活用すること。最近はコンビニでも手に入りますし、長期保存ができるので買い置きにも便利です。

摂りたい栄養素

- ビタミンC
- ビタミンA
- 乳酸菌

「冷凍すると栄養価が落ちるのでは?」と思うかもしれませんが、[*20]カリフォルニア大学で行われた研究によると、**数種類の野菜とフルーツの栄養価を生と冷凍で比較したところ、栄養価はほとんど変わらなかった**と結論づけられています。トウモロコシ、豆、ブルーベリーについては、生よりも冷凍のほうがビタミンCの含有量が多かったという研究結果も出ているのです。

無糖ヨーグルトにフルーツの甘さをプラス

冷凍フルーツをそのまま食べてもよいですが、**生乳を原料にした無糖ヨーグルトにのせて、朝食と一緒に出す**のもおすすめです。

ヨーグルトには加糖のものと無糖のものがありますが、加糖ヨーグルトの糖質量は無糖ヨーグルトの約2倍と、意外に多く糖質が含まれています。ヨーグルトを習慣的に食べるなら、無糖ヨーグルトを選ぶとよいでしょう。

無糖タイプはそのままだと少し食べづらいかもしれませんが、冷凍フルーツをプラスして甘さを足せば、グンと食べやすくなります。バナナは甘味も強いしカリウムの補給にもなるので、バナナをプラスするのもおすすめですよ。

カリフォルニア大学で行われた研究

ブロッコリー、カリフラワー、トウモロコシ、インゲン豆、エンドウ豆、ほうれん草、ブルーベリー、いちごを、とれたて・冷凍・冷蔵庫で数日保存の3つに分類。それぞれの栄養素を比較したところ、多くの冷凍品は冷蔵庫で保存したものより栄養価が上回ったと報告されました。

18

朝ごはん 子どもも大人も しっかり食べてしっかり集中

心がけたいこと

✓ しっかり朝食！

学校生活を豊かにするために

近年、子どもの朝食抜き（欠食）が問題になっています。[*21]厚生労働省による２０１９年度の調査によれば、ふだん朝食をとらない子どもは、１～６歳で４・７％、７～14歳で４・４％、15～19歳では12・９％にのぼることがわかっています。

子どもには、活動するためのエネルギーに加えて、成長するためのエネルギーも必要です。子どもは大人に比べて体重あたりのエネルギー必要量が多いので、朝食抜きでエネルギー不足になれば、成長に影響しかねません。

さらに、**体温が上がらない、便秘になる、午前中に集中できない、肥満になりやす**

いなどのリスクも指摘されています。

原因をとり除き、朝食習慣をつける

朝食を食べない理由はさまざまですが、**一緒に暮らす大人が朝食を食べる習慣がない**と、子どもも朝食抜きになる傾向が見られます。

また、寝る時間が遅い子どもほど、朝食抜きになりやすいという報告もあります。スマホをいじったりテレビを観たりして夜更かしすることが多いと、光の刺激でなかなか眠れず、夜食をとる機会が増えますし、朝起きるのもつらくなりますよね。

とはいえ、夜早く寝かすのはなかなか大変です。その場合は朝をがんばって早く起こすようにしましょう。人には体内時計（サーカディアンリズム）というものがあり、起きてから15時間くらいで自然に眠たくなります。

朝食抜きは子どもの成長だけでなく、学校生活にも影響をおよぼしてしまいます。まずは子どもが朝食をとらない原因をとり除き、朝に食欲が出ないようであれば、飲み物や軽い食事から始めて、少しずつ朝食の習慣をつけるとよいでしょう。

朝食におすすめのメニュー案は１７４ページで紹介します。

19

お通じのお悩みに活躍する すりごまとココア

摂りたい栄養素

- 食物繊維
- 鉄
- 亜鉛
- 銅

すりごまでスルッと快便

ごまには鉄や亜鉛、カルシウムなどの栄養素に加えて、消化酵素も含まれています。ごまの皮は消化されづらく、そのまま食べても消化酵素が働かないので、すりごまにして摂りましょう。すりごまにすることで、ほかの栄養素の吸収も高まります。

すりごまは食物繊維も豊富なため、便秘予防にもつながる優秀な食べ物です。食物繊維には「水溶性食物繊維」と「不溶性食物繊維」がありますが、ごまには便の量を増やし腸を動かす不溶性食物繊維が多く含まれています。

また、**食物繊維はビフィズス菌などおなかによい菌のエサになるため、よい菌がお**

なかの中で増えるという効果も。1日大さじ1～2杯を目安に、すりごまを料理にちょい足しして積極的に摂取したいものです。

ココアでおならの臭いを軽減！

ココアも便通改善によい食べ物として、病院や介護の現場でも活躍しています。**ココアにはリグニンという不溶性食物繊維がたっぷり含まれており**（純ココア10gあたり約2・4gの食物繊維）、[*22]便秘に悩む人に2週間続けてココアを飲んでもらったところ、お通じの回数と便の臭いにおいて効果が見られたそうです。

また、ココアには鉄や亜鉛はもちろん、微量ミネラルのひとつである銅も含まれています。**銅は赤血球の形成を助ける栄養素であり、骨をつくるのに大事な成分**でもあります。お通じがなくてつらい、おならの臭いが気になる……という悩みは、子どもにとっても切実です。こうした悩みをココアで解消してあげてはいかがでしょうか。

ただし、ココアには微量ですがカフェインが含まれています。純ココア5gならカフェインは約10mg。緑茶の半分以下ですが、4～6歳の子どもの場合は1日2杯くらいまでを、朝食時や午後のリラックスタイムに飲むとよいでしょう。

いりごま10gあたりのエネルギーとおもな栄養素

- ●エネルギー　60.5kcal
- ●たんぱく質　2g
- ●食物繊維　1.3g
- ●カルシウム　120mg
- ●鉄　1mg
- ●亜鉛　0.6mg

出典：日本食品標準成分表（八訂）増補2023年

20

子どもの肥満が増えている

子どもの肥満は大人の肥満のもと

ここ10年ほど、**子どもの肥満の割合は10％前後をキープ**しています。２０２０年度の文部科学省の調査によれば、[*23]8〜17歳までの男の子における肥満傾向児の割合は、どの年齢でも10％を超えていました。同じ年齢の女の子においても、９％前後が肥満傾向児であることがわかっています。この数はこの40年で、3〜4倍に増えています。

この背景には朝食を食べないこと、コンビニやスーパー、外食などで高脂肪・糖質の高いものを選んで食べる、ジュースや清涼飲料水からの糖質の過多、運動不足や生活環境などが挙げられます。

摂りたい栄養素

- 食物繊維

標準体重については、厚生労働省が行っている「乳幼児身体発育調査」、文部科学省が行っている「学校保健統計調査」の最新データを参照するとよいでしょう。

日本医師会「子どもの生活習慣病予防対策に関わる教育教材」

子どもの肥満がなぜよくないかというと、**子どもの肥満は大人の肥満のもと**だからです。幼児期の肥満の25%、学童前期の40%、思春期の70〜80%が大人の肥満に移行します。とくに思春期の肥満は、体が完成する時期であり、また生活習慣が定着する時期でもあるため、肥満が定着し元に戻ることが難しくなってしまいます。だから、できるだけ早いうちから肥満にならないようにしたほうがよいのです。

動脈硬化は子どもの頃から始まっている

動脈硬化、と聞くと壮年になってきてから起こるものと思っていませんか。大人の、それも高齢者のイメージがありますよね。ところが、肥満の子の場合、子どもの頃から動脈硬化の初期段階である血管内皮機能の障害や、病態に関与するアディポサイトカインというものが関わっていることがわかってきました。肥満は各種の合併症を伴いますが、とくに**生活習慣病と呼ばれる2型糖尿病、脂質異常症、高血圧などの原因となり、これらは動脈硬化を促進し将来的に心筋梗塞や脳卒中を起こすリスクを高めます。**お子さんに肥満傾向が見られるようなら、今日から予防対策を講じましょう。肥満傾向があるかは、成長曲線をつけることでわかります。

子どもの肥満度の算出法

肥満度(%)=(体重−標準体重)÷標準体重×100

適正範囲は±10%

●幼児期:+15%以上「肥満」

●学童期以降:+20以上30%未満「軽度肥満」

+30以上50%未満「中等度肥満」

+50%以上「高度肥満」

出典：日本学校保健会「児童生徒等の健康診断マニュアル平成27年度改訂」

摂取カロリーは減っているのに肥満が増えるからくり

じつは、子どもの摂取カロリーは昔よりも減っています。なのに、どうして肥満が増えているのでしょうか。

理由のひとつに、食の欧米化があります。ハンバーガーやフライドポテトなどの高脂肪メニューを食べる機会が増え、脂質の摂取量も増えてしまったのです。また、テレビやゲームなどに費やす時間が増え、体を動かす時間が減ったことも要因です。

子どもの頃は生活習慣が定着していないので、肥満の傾向にあっても軌道修正が可能です。次に挙げる対策を取り入れて、肥満の予防・解消を目指しましょう。

肥満予防の対策

①早寝早起き朝ごはん

②1日60分以上、外で遊ぶなどして体を動かす

③ゆっくりとよく噛んで食べる

④食物繊維をしっかり摂取する

これらの対策を実践するポイントは、子どもが「これならできそう」と思えること、生活や行動を変えるとどうなるかを知ること。そして、よい変化が見えたら子どもをほめたり励ましたりすることです。

そのためには、大人が正しい知識を身につけて、子どもの行動をチェックすることが不可欠。子どもが何らかの原因で食べすぎているようなら、さりげなく話を聞き、気持ちに寄り添ってあげることも大切です。

睡眠不足でも肥満になる!?

睡眠時間が短いほど、子どもの肥満リスクが上がることがわかっています。[*24]1996年に富山県で行われた調査では、睡眠時間が8時間未満の子どもは、10時間以上寝ている子どもの2.87倍も肥満になるリスクがあると報告されました。

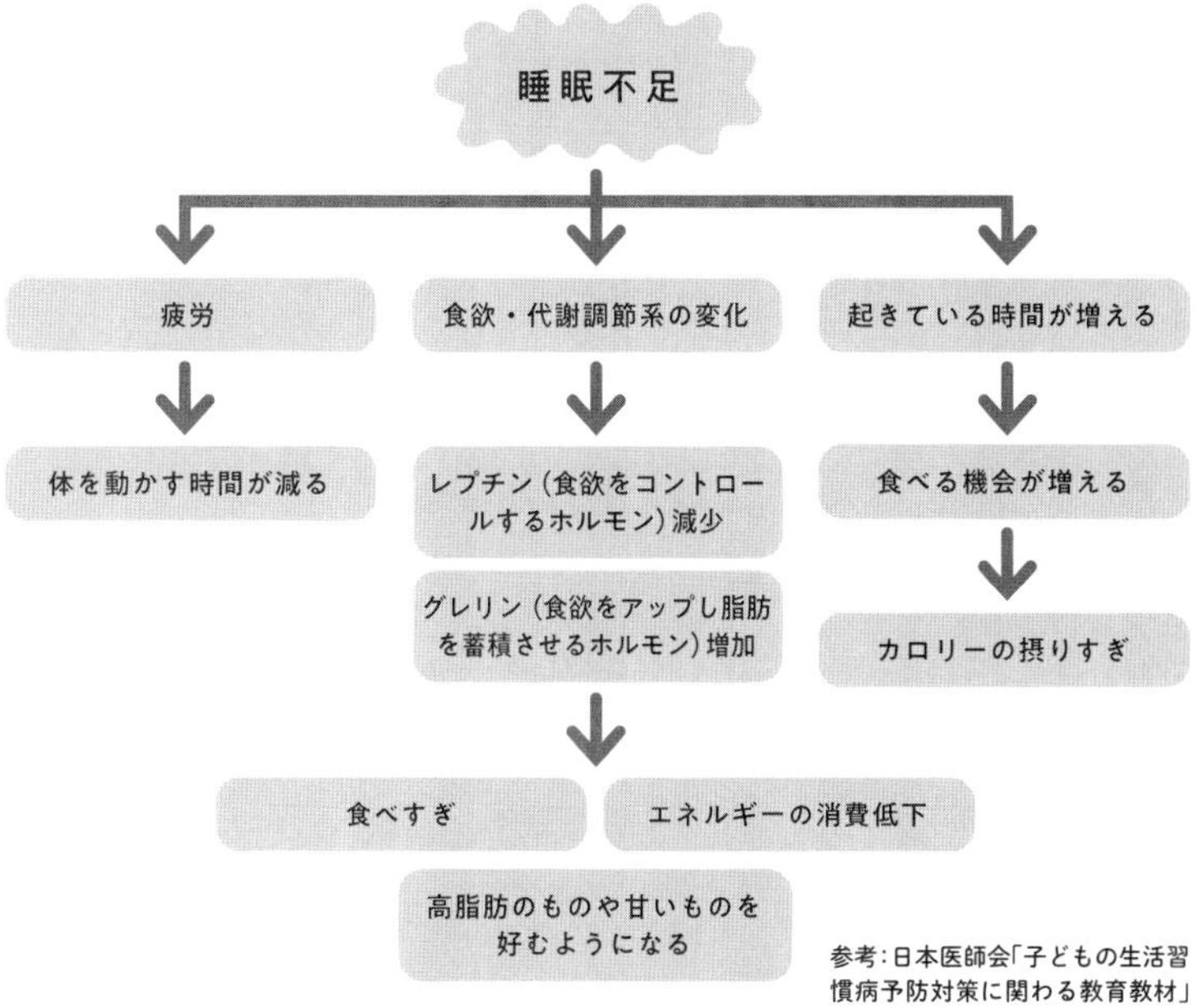

参考：日本医師会「子どもの生活習慣病予防対策に関わる教育教材」を元に作成

Column 1

口内炎ができたときの食事

口内炎ができると、痛みでなかなか食事が進まないもの。そんなとき、親ができることは何でしょうか。

まず考えるべきは、痛みを強めるような飲み物や食べ物を与えないようにすることです。氷を小さく砕いて少しずつ口に含ませたり、冷たいノンカフェインのお茶やお水を飲ませましょう。食べ物は熱いもの、硬いもの、しょっぱいもの、酸味の強いものを避けて。とくに、トマトやキュウリ、メロンは痛みを強めることが多いので要注意です。

加えて、ビタミンB群やビタミンC、鉄、亜鉛をたっぷり含んだ食べ物を与えて、口内炎を少しでも早く治すことも大切です。下記の食材リストを参考に、ほうれん草とチーズの卵とじ、野菜スープ、バナナヨーグルトなど、口内炎に効く献立を考えてみてください。

この飲み物・食べ物がおすすめ

- 冷たい飲み物や氷
- ビタミンB群を摂取できる食材:豚肉、大豆、レバー、卵、乳製品、サバ、マグロ、カツオ、ごま、ほうれん草、アサリ、シジミなど
- ビタミンCが豊富な食材:緑の野菜、フルーツ
- 鉄の豊富な食材:レバー、ひじき、緑の野菜
- 亜鉛の豊富な食材:牡蠣、レバー

参考:田原卓浩『特集 正しく指示する 食事指導・食事療法　8 口内炎』小児科Vol.58 No.12

Part

2

脳を育てる・頭のよい子が育つ食事

バランスよく栄養を摂ることで、体はもちろん脳の成長もサポートできます。毎日の食事からおやつまで、頭のよい子を育てるための知識を集めました。

01

バランスのよい食事で子どもの脳を育てる

子どもの脳は出生前から育ち始める！

[*25]人間の脳はお母さんのおなかにいるとき、妊娠のごく初期から形づくられ始めるといいます。

出生後も乳幼児期の脳は急激に成長します。

いつの時期の食事も大切なものですが、この**乳幼児期は、体はもちろん、脳が著しく成長する時期**だということを念頭において日々の食事を用意したいものです。

摂りたい栄養素

- 脂質
- 鉄
- 亜鉛 など

脳の成長発達に欠かせない栄養素

脳の成長・発達に欠かせない栄養素といえば、鉄や亜鉛、ビタミンA、ビタミンD……これまでPart 1で紹介してきた栄養素たちですね。

とくに**鉄は脳、神経、筋肉にも酸素を運ぶために欠かせない**大切なものです。**「鉄を制する者が育児を制する」**といっても過言ではないくらいだと思っています。鉄が不足すると起こることがある症状については28ページで紹介しましたが、赤ちゃんで鉄が不足すると起こる可能性がある症状の一例をここで紹介しておきましょう。

鉄不足によって起こる可能性のある症状

- **体が大きくなりにくい**
- **ぐずぐず泣く、ギャン泣きする**
- **じっとしていられない　など**

さらに、鉄不足の状態が長く続くと、学童期になってからも学習能力が低くなったり、運動機能に伸び悩む可能性もでてきます。

赤ちゃんは誕生時には十分な鉄を体の中に貯蔵していますが、生後6ヵ月ごろにはこれを使い切ってしまうのです。母乳やミルクにも鉄は含まれていますが、それだけでは足りないので、少なくとも生後6ヵ月ごろから離乳食によって鉄を摂取する必要があります。

離乳食時期には、鉄を含む赤身の肉類、レバー、マグロ、カツオといった食材を取り入れる、もしくはそれらが含まれる市販品を買う、鉄材を添加した離乳食を採用するなどしましょう。

3歳までにいろいろなものを食べさせる

私はふだん離乳食の重要性を口をすっぱくして伝えていますが、3歳までにいろいろな食べ物を口にして、栄養をバランスよく摂ることで、子どもの健全な脳と体の発育をサポートできるのです。

正常な脳の形成や情報伝達のスピードに影響する脂質、記憶の司令塔である海馬の発達をサポートする鉄、脳の成長と神経伝達にかかわる亜鉛など、子どもの脳を育て

れる

子どもの脳

整えていきましょう

善玉菌を増やす「食物

腸内環境を改善するためには、バランスのよい食事

乳酸菌やビフィズス菌などの善玉菌を増やすことが大切です。

とくに意識して摂りたいのが食物繊維。

食物繊維は大きく分けると、水に溶ける「水溶性食物繊維」と水に溶けない「不溶性食物繊維」とがあります。

① 水溶性食物繊維

果物やニンジンやキャベツなどの繊維がやわらかい野菜、海藻類などに含まれます。

腸内環境を

あらわ

てっ

夜泣きにもプロバイオティクス

プロバイオティクスは、腸を整える作用のほか、感染症・アレルギーの予防、過敏性腸症候群の改善にも効果が期待されています。また、最近では子どもの夜泣きの原因のひとつが機能性の腹痛だとわかり、夜泣きの改善にもプロバイオティクスが有効だという報告があります。

るために必要な栄養素はさまざま。

もちろんアレルギーや、年齢や噛む力などの発達段階によって避けたほうがよい食材もあるので、その点は留意しましょう。

苦手な食べ物は繰り返し食べることで克服

離乳食の時期は親御さんもバタバタで、食べさせるだけでも精一杯だと思います。

ただ、**離乳食でいろいろな食べ物を口にした子どもは、5～6歳の頃に好き嫌いが少なくなる傾向があります。**

「いまは大変だけど、先々に好き嫌いの少ない子になるのだから、苦労を先に買っておこう」

講演を依頼されたとき、私はよくこう話しています。

子どもが苦手な食べ物でも、8回から12回くらい、くり返し食卓に出すことで苦手を克服できることも少なくありません。子どもへの先行投資だと考えて、あきらめずに食べさせてみるのも大切です。

腸内の善玉菌を増やしたり、便を柔らかくする効果が期待できます。

②不溶性食物繊維

キノコ類、ゴボウなどの根菜、タケノコなどの繊維がかたい野菜、豆類などに含まれます。

便のカサ（量）を増やして腸管を刺激し、腸のぜん動運動を活発化させる効果が期待できます。

これら2つの食物繊維の特徴をつかみ、バランスよく摂ることが大切です。ちなみに「もち麦」は水溶性食物繊維、不溶性食物繊維どちらも含んでいるため、とくにおすすめしたい食材です。

雑穀ごはんやオーツ麦入りのシリアルなどの穀物類、野菜、根菜、豆類など、食物繊維をたくさん含んだ食べ物を、毎日の食卓に取り入れるとよいでしょう。

腸をダブルで元気に「シンバイオティクス」

善玉菌を増やすオリゴ糖、悪玉菌の増殖を抑えて腸の動きを活発にする発酵食品、

食物繊維の１日あたりの摂取目標量

- 6～7歳　男児・女児とも10g以上
- 8～9歳　男児・女児とも11g以上
- 10～11歳　男児・女児とも13g以上
- 12～14歳　男児・女児とも17g以上

出典：日本人の食事摂取基準2020年版

腸の炎症を抑えて善玉菌を増やすＥＰＡとＤＨＡも、腸内環境の改善には欠かせません。１０９ページにこれらの栄養素の働きとおすすめしたい食べ物例をまとめているので、献立の参考にしてみてください。

注意してほしいのが、バターやスナック菓子に含まれている乳化剤です。乳化剤は腸を細菌から守る腸粘膜バリアの機能を低下させ、腸の炎症につながる可能性が指摘されています。食べるときは量を控えめにするよう心がけましょう。

また、腸活の方法として、いま注目を集めている「シンバイオティクス」をご存じでしょうか。これは、次の２つを一緒に取り入れて、相乗効果で腸内の善玉菌の増加を促すというものです。

●プロバイオティクス：乳酸菌やビフィズス菌などの生きた微生物
●プレバイオティクス：善玉菌を増やす食物繊維やオリゴ糖

シンバイオティクスのメニュー例
●雑穀ごはん（食物繊維）×チーズ（発酵食品）のおにぎり
●オーツ麦入りシリアル（食物繊維）×バナナ（オリゴ糖）×ヨーグルト（乳酸菌、ビフィズス菌）

EPA・DHAとは？

EPA（エイコサペンタエン酸）、DHA（ドコサヘキサエン酸）は、イワシやマグロなどの海産魚の脂質に多く含まれる脂肪酸のこと。

●キムチ×納豆×豆腐（発酵食品、食物繊維）
●サバ缶（EPA・DHA）×キャベツ（オリゴ糖）

無理にシンバイオティクスをがんばる必要はありません。いくつか自分のうちのお気に入りメニューをつくって、ローテーションするとよいでしょう。

腸内環境を整える栄養素&食べ物

食物繊維

善玉菌を増やし、腸内環境を整える。また水分を引きこんで便を軟らかくする

●穀物（玄米、押し麦）
●野菜類（ブロッコリー、ほうれん草、オクラ、アスパラガス）
●根菜類（ゴボウ、ニンジン、ショウガ）
●豆類（納豆）
●キノコ類（シイタケ）
●海藻類（ワカメ） など

発酵食品

腸管内を弱酸性にし、悪玉菌の増殖を抑え善玉菌を刺激して、腸の運動を活性化する

●ヨーグルト、チーズ など

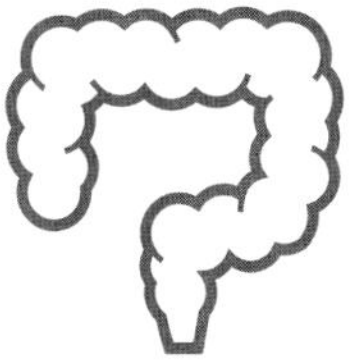

EPA・DHA

抗酸化作用で腸の炎症を抑え、善玉菌の増殖を促す

●イワシやサバ、アマニ油、エゴマ油 など

発酵性食物繊維

善玉菌のエサとなり発酵する食物繊維。発酵による短鎖脂肪酸は免疫細胞を活性化させる。そのほか、水分を十分摂取することで腸の運動が促進する

●タマネギ、ゴボウ、納豆 など

オリゴ糖

ビフィズス菌や乳酸菌など善玉菌を増殖させる

●バナナ、タマネギ、キャベツ など

参考：小児内科 Vol.53 No.11, 2021-11　小児医療グッド・プラクティス2
特集　子どもの栄養―未来を見据えて「総論　小児栄養と脳腸相関」

03

和食はやっぱり脳を育てる

キーワードは「まごわやさしい」

一汁二菜もしくは一汁三菜の組み合わせを基本とする「和食」。旬の食べ物を使った汁物、主菜、副菜から成る和食は、栄養バランスのよい食事として知られています。彩りが控えめの和食は、子どもにとってあまり魅力的に映らないかもしれません。

それでも、積極的に食べさせたいメリットが和食には詰まっています。

和食のよさをお話しするにあたって、キーワードとなるのが「**まごわやさしい**」という言葉です。これはバランスのよい食事をするために取り入れてほしい食材の頭文字をとったもので、和食によく使われる食材でもあります。

摂りたい栄養素

- たんぱく質
- n-3 系脂肪酸
- 食物繊維 など

「まごわやさしい」とは？

●ま：まめ（大豆製品）
●ご：ごま（種実類）
●わ：ワカメ（海藻類）
●や：やさい（野菜類）
●さ：さかな（魚介類）
●し：シイタケ（キノコ類）
●い：いも（いも類）

海藻類はミネラルや食物繊維を含んでいますし、イカやタコにはコレステロールを減らすタウリン、いも類にはビタミンCとナトリウムを排出する働きをするカリウムが含まれています。

主菜に使われる魚や大豆製品は、体だけでなく脳の発達にも欠かせないたんぱく質をたっぷりと含んでいます。

さらに、青魚にはn－3系脂肪酸のEPAとDHAが多く含まれています。米国神経学会（AAN）の研究で、[*27]**n－3系脂肪酸を含む食品をたくさん食べている人は、**

n-3 系脂肪酸とは？

EPA（エイコサペンタエン酸）、DHA（ドコサヘキサエン酸）、α-リノレン酸などがあります。体にとって重要な働きをするものの、体内で合成できないので、食事から摂取する必要があります（必須脂肪酸）。

ほとんど食べていない人に比べて思考スキルが優れており、脳の構造も健康である傾向が見られるという研究報告があったそうです。

食育で子どもの食習慣に変化が！

子どもに和食を与えるメリットについて、[*28]2002年に兵庫県・淡路島の小学校で興味深い調査が行われています。

調査の対象となった3校で、「まごわやさしい」をキーワードに食育を行った結果、子どもたちの摂取塩分量が減り、尿中のイソフラボンとタウリンの数値が上がったそうです。

大豆製品に含まれる大豆イソフラボンは、骨密度に対して有利に働くとされており、今も国内外で研究が進められています。

この調査で食育を受けた子どもたちは、食習慣が明らかに変化し、大豆や魚、野菜、いもなどを食べる習慣が身についたと見られています。栄養バランスのよい食事をとり、食材そのものの味をきちんと味わうことの大切さを、子どものうちから教えることがいかに大切なのかが、実感できるエピソードです。

世界に認められた食文化、和食

2013年、和食は「和食;日本人の伝統的な食文化」としてユネスコ無形文化遺産に登録されました。栄養の面だけでなく、食文化としての和食の素晴らしさを、大人が子どもに伝えるのもよいでしょう。

子どもの成長にとって、和食はとても理にかなった食事です。

また、「自然を尊ぶ」という日本人の気質に基づいた「食」に関する「習わし」の和食。大事に伝えていきたいですね。

どうして和食が心身と脳を育てるのかを話しながら、しっかりと味わっていただきましょう。

「まごわやさしい」で食生活が改善！

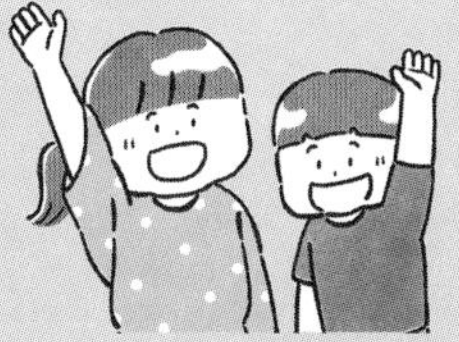

兵庫県・淡路島の小学校で
食育介入プロジェクトを実施

2ヵ月間のプログラムを終えた結果……

イソフラボン UP!

▶骨密度に対して有利に働く

▶心臓疾患のリスクを減少

タウリン UP!

▶コレステロールを減らす

カリウム UP!

▶ナトリウム（塩分）を排出する

出典：小児保健　科学的根拠に基づく食育の実践

健康的な食事バランスのための「まごわやさしい」で覚える食材

ま

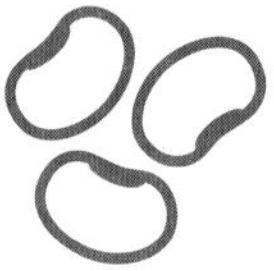

豆
（大豆製品）

食べ物例

●大豆　●豆腐　●きな粉
●納豆 など

おもな栄養素

鉄、亜鉛

ご

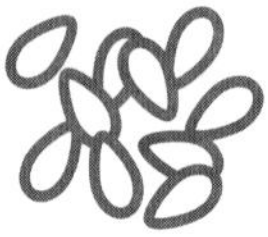

ごま
（種実類）

食べ物例

●ごま　●くるみ
●ピーナッツ など

おもな栄養素

カルシウム、ビタミンB_1、マグネシウム、ビタミンE

わ

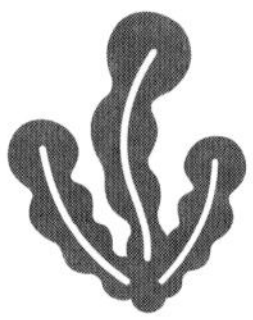

ワカメ
（海藻類）

食べ物例

●海苔　●もずく　●昆布
●青海苔 など

おもな栄養素

カルシウム、マグネシウム、食物繊維、ヨウ素

や

野菜
（野菜類）

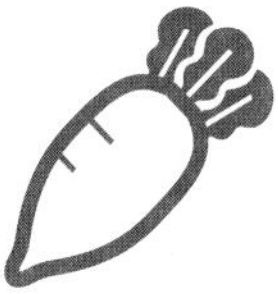

食べ物例

●ニンジン　●タマネギ　●大根
●トマト など

おもな栄養素

ビタミンC、ビタミンA

さ

魚
（魚介類）

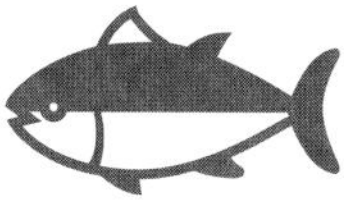

食べ物例

●魚　●タコ　●エビ　●貝類 など

おもな栄養素

ビタミンD、ビタミンB群、タウリン、たんぱく質、鉄、亜鉛

し

シイタケ
（キノコ類）

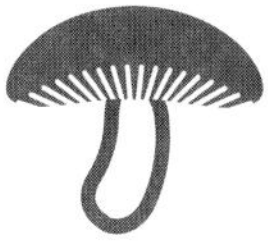

食べ物例

●シイタケ　●シメジ
●キクラゲ など

おもな栄養素

ビタミンD

い

いも
（いも類）

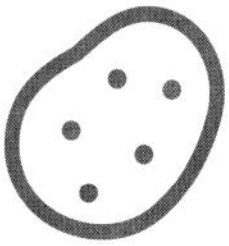

食べ物例

●じゃがいも　●さつまいも
●里いも　●長いも など

おもな栄養素

ビタミンC、食物繊維、カリウム

04

いつもの食事＋牛乳で塩分ダウン カルシウムとうまみアップ

摂りたい栄養素

カルシウム

牛乳をプラスするメリット

前項目でお話したように、和食はとても栄養バランスがとれた食事です。しかし、そんな和食にもひとつだけ欠点があります。それは「**塩分が多い**」傾向にあるということ。保存食として発展してきた漬物文化、魚介類の塩蔵品、味噌、しょう油などの発酵食品である伝統的な調味料などが、その原因だと考えられています。

和食は油脂によるコクが控えめなぶん、塩分量で味の調整をしています。「よい塩《あん》梅《ばい》」という言葉があるくらいです。

減塩調味料やおだしを使って塩分を控えるのもひとつの方法ですが、いつもの味から急に薄味にすると、子どもの箸が進まないこともあるでしょう。そこで活用したいのが牛乳です。**乳脂肪のコクを足すことで、調味料やおだしの塩分を減らしながら、和食のおいしさもキープ**できるというわけです。

牛乳を足すメリットは、塩分を抑えられることだけではありません。子どもも大人も足りないといわれるカルシウムを、ひと工夫で補うことができるのです。

いつもの食事＋牛乳の調理法はいろいろ！

調味料やおだしを牛乳に置き換えるさいの調理法としては、次の方法が挙げられます。献立に合った調理法を考えてみてください。

いつもの食事に牛乳を取り入れる方法の一例

①おだしを牛乳に替える
②塩分の多い調味料を牛乳でわる、のばす
③煮物などを調理したあとに牛乳を加える
④乾物をもどす

合わせる食材によっては固まってしまうことも

牛乳を料理に使うさいに、高温でしばらく加熱すると、分離してしまうこともあるので注意しましょう。また、トマトや柑橘類などの酸性が強い食べ物を使った料理に牛乳を使うと、固まってしまうことも。料理に牛乳を加えるなら、仕上げに使いましょう。

たとえば、薄味のお味噌汁に少し牛乳を足す、サバの味噌煮に牛乳を加える、肉じゃがの煮汁に牛乳を使う、ミートソースやカレーに牛乳を足すなど、いつもの食事＋牛乳のアイデアはいろいろ。

なかでもおすすめしたいのが、豚肉、野菜、味噌、牛乳を使ったミルク豚汁です。鉄、亜鉛、ビタミン類、発酵食品にカルシウムと、子どもも大人も摂りたい栄養素がたっぷり詰まっています。

おうちでつくる料理だけでなく、スーパーやコンビニで買ったお惣菜に、牛乳や乳製品をちょい足しするのもよいでしょう。「ちょっとしょっぱいな」と思ったときに、味を調整しながらカルシウムもアップさせられて一石二鳥です。また、牛乳を飲むとおなかがゴロゴロするのが気になる子でも、この方法なら牛乳を少しずつ食事に取り入れることができます（P.62参照）。

減塩や栄養バランスを意識するあまり、料理のおいしさをあきらめてしまうのは、もったいないもの。牛乳を上手に使って、家族みんなでおいしくて脳にも体にもよい和食を楽しみましょう。

牛乳をプラスするメリット

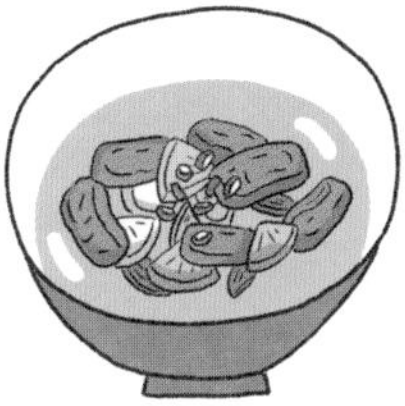

和食は油脂のコクが少ないぶん、塩、味噌、しょう油などの調味料で味を調整することが多いです。そのため、塩分が高くなりやすいのが難点といえます。

和食に**牛乳**を加えて……

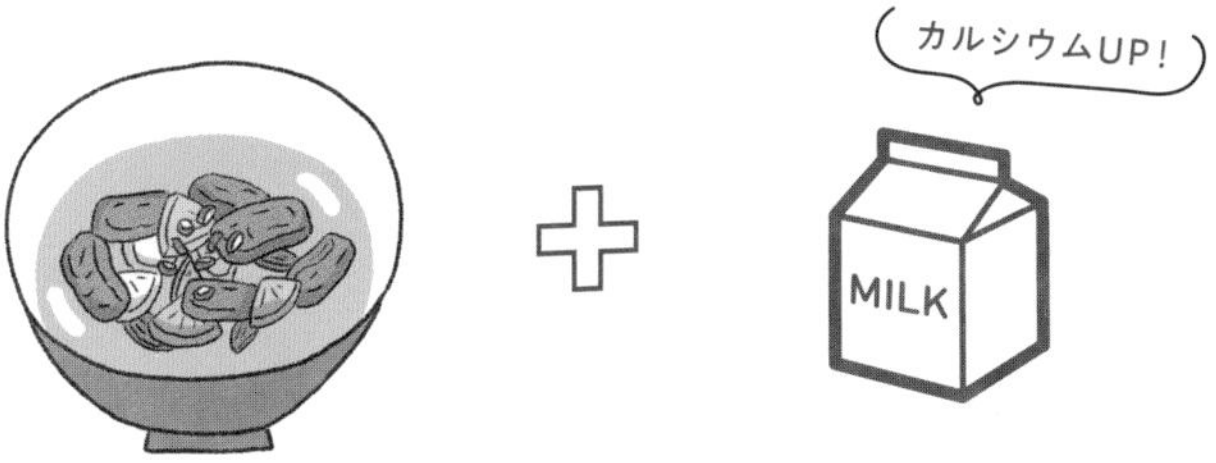

塩分を減らす

塩やしょう油を控えめにすると、薄味になり子どもが嫌がることも。そんなときは牛乳を加えるのもよいでしょう。

コクとうまみをプラス

乳脂肪が料理にコクとうまみを与え、塩分控えめでもおいしく仕上がります。

参考：CLINICAL CALCIUM Vol.28, No.4, 2018「特集 牛乳・乳製品と骨　牛乳・乳製品と和食 ―乳和食―」

05

記憶力と学習効果を高める卵黄

あまり知られていない「コリン」という栄養

82ページで、卵が完全栄養食だと紹介しました。卵に含まれる栄養素のなかで、とくに注目したいのがコリンです。**コリンは人間の体を構成する細胞の一つひとつに含まれているリン脂質の重要な成分で、記憶と学習に深く関わっています。**

[*29]２０２０年にコリンについておよそ８００の論文をまとめたシステマティック・レビューによると、コリンは、適切な神経と脳の発達に極めて重要な役割を果たす不可欠な神経認知栄養素であることのエビデンスが示されています。

コリンは大豆・大豆製品などにも含まれていますが、卵黄に含まれるコリンは大豆

摂りたい栄養素

- コリン

コリンを摂る３つのメリット

①正常な脳の発達のサポート
②アルコール暴露や感染症からの保護
③神経・認知機能と記憶力の向上

の約3倍。しかも、卵黄のコリンは脳内に吸収されやすいという特徴があります。

学習効果を高める

脳の神経伝達物質のひとつに、アセチルコリンという物質があります。**アセチルコリンは学習記憶をかたちづくり、その記憶を定着させるほか、脳の感覚や興奮度をつかさどる役割も果たします。**

このアセチルコリンは、食べた糖質やたんぱく質などから得られたアセチルＣｏＡという物質とコリンからつくられます。つまり、コリンを摂ることは脳の神経伝達物質のアセチルコリンの生成を促し、学んだことをしっかり覚えて、集中力や注意力をアップさせることにつながるのです。

子どもの成長に欠かせない栄養素に加え、学習効果アップにつながるコリンを含んだ卵。アレルギーがなければ、離乳食の時期から卵を摂取していきましょう。そしてじつは、妊娠中の母親がコリンを摂取することで生まれてくる赤ちゃんの脳の発達にもよい影響をおよぼすといわれているため、妊婦さんもぜひ。

卵のコレステロールは大丈夫？

高コレステロール食品である卵は、少し前まで食べるのを控えるべきだという風潮がありました。しかし近年、コレステロールを多く含む食べ物は血中コレステロール値に影響しないという報告が相次いだことから、卵を毎日食べることのメリットが見直されています。

06

よい油を使って肥満のリスクをさげる

摂りたい栄養素

- 必須脂肪酸

油は血糖値の上昇をゆるやかにする

油は体によくない、というイメージがありますよね？　でも、よい油を使用すれば、むしろ肥満のリスクがさがるのです。

油には栄養素の吸収を促し、効率よくたくさんのエネルギーを生み出すという役割のほかにもうひとつ、重要な役割があります。じつは、糖分だけを摂ったときよりも、油を一緒に摂ったときのほうが血糖値の上昇がゆるやかになるからです。

オリーブオイル、ごま油、バターがおすすめ

私が油を選ぶさいの基準にしているのは、「栄養・エネルギーの補給になる」「酸化しにくい」「手の届く価格」の3点です。その点から選んだのが、下記の油です。[*30]一価不飽和脂肪酸であるオレイン酸の摂取量が多い人には糖代謝異常が少ないことがわかってきていることから、オレイン酸が多く酸化・熱に強いオリーブオイルやごま油を挙げました。同様の理由でエゴマ油やアマニ油もよいのですが、高価でなかなか手が出にくく酸化しやすいのが難点かもしれません。

油の種類も重要で、**トランス脂肪酸を含むものなどは、摂りすぎると健康に悪影響を与える**ことが報告されています。以前はバターなどの飽和脂肪酸も健康によくない影響があるという論調がありましたが、むしろ高脂肪食・高たんぱく食が体重減少に役立つこともあり、適切な量は成長の面から必要だということがわかってきています。

こうした油の性質や種類を考えながら、「うちの油」を選んでみてください。

おすすめの油はこの3種類！

オリーブオイル

○主成分のオレイン酸は熱に強く、強い抗酸化作用をもつ
○オレイン酸は便通改善に効果があり、朝食後に排便することが多くなる
○オレイン酸には体内の炎症を抑える作用もある
×香り豊かなものはやや高価

ごま油

○酸化に強く、加熱調理だけでなくそのままでも使用できる
○ごまだけを使ったものなら安心
×ごま油に多く含まれるリノール酸は、過度に摂取すると炎症を引き起こす要因にもなるため、使いすぎないよう注意

バター

○リノール酸、ビタミンD、ビタミンAなどを含んでいる
○発酵バターは乳酸菌プラス、風味もアップしている
×マーガリンに比べて高価

07

ぐっすり睡眠にもかかわる鉄

摂りたい栄養素

- 鉄

睡眠と成長、学習能力の関係

睡眠の質と子どもの成長の関係については、多くの研究がされています。睡眠にはサイクルがあり、夢を見る「レム睡眠」と大脳を休める「ノンレム睡眠」をくり返しながら眠ります。この、深く眠るノンレム睡眠中に成長ホルモンの分泌がさかんになるといわれています。

とくに幼児期は、ノンレム睡眠が多いことが際立った特徴です。この時期にしっかりと睡眠をとることで成長ホルモンの分泌が促され、健やかな心身の成長につながるといわれています。

[*31]適切な睡眠をとれていない子どもには、正しい形の三角形を描けないなどの認知能力の遅れがみられるという指摘もあります。このように心身の成長にも学力アップにも重要な睡眠ですが、では睡眠の質を高めるために食事面からできることはなんでしょうか。

眠れない原因は鉄不足かも？

鉄の不足からくる鉄欠乏は、体の発達に影響をおよぼすだけでなく、**睡眠の質の低下にもつながる**といわれています。

鉄と睡眠に関わりのある症状として、[*32]ムズムズ脚症候群（restless legs syndrome：ＲＬＳ）が挙げられます。これは寝るときや静かに座っているときなどに、足がムズムズするような不快な感覚が起こるというもの。子どもにＲＬＳの症状が出た場合、足をバタバタさせたり、泣き続けたり、「足をさすってほしい」と頼んでくることもあります。

子どものＲＬＳは、大人に比べて日中に眠くなることは少なく、集中力の低下や注意散漫、落ち着きのなさなどに現れることが多いのが特徴です。

肌のケアをしっかりと

アトピー性皮膚炎や肌のトラブルがあると、ぐっすりと眠れないことも。しっかりと肌のケアをすることも、よい眠りのために大切です。

ＲＬＳの原因のひとつとして鉄欠乏が指摘されており、治療にあたっては鉄剤の有効性が高いとされています。

赤ちゃんや小さい子どもが泣きわめいたあと、呼吸が止まってぐったりしたりけいれんしたりする泣き入りひきつけも、鉄を摂取すると起こりにくくなることがあります。

鉄不足は睡眠以外にも影響する

鉄欠乏の子どもには、睡眠に関係する症状のほか、**記憶力の低下、学習障害、やる気の低下**といった症状が見られることもあります。知能の発達にも関連しているといわれますから、子どもにとって鉄欠乏を防ぐための食事はとても大事です。

ふつうに食生活を送っていれば、鉄を摂りすぎることはまずありません。鉄を多く含む食べ物（Ｐ.30参照）をしっかりと食べて、鉄欠乏を予防しましょう。

寝る前には部屋を暗くする

明るい光は健やかな眠りを妨げます。スマホの光に注意したり、寝る前に部屋をだんだん暗くするよう工夫したりしましょう。

注意したい子どもの鉄欠乏

子どもの鉄欠乏のおもな原因

- 成長期の鉄不足
- 牛乳の飲みすぎによる鉄不足(P.64参照)
- 運動による鉄の喪失
- ダイエットによる鉄不足 など

鉄が不足すると……

睡眠障害

- ムズムズ脚症候群で眠れない など

その他の症状

- 注意散漫
- 落ち着きがなくなる
- 集中力が低下
- 記憶力の低下、学習障害
- やる気の低下 など

**学校生活や勉強に
影響が出る可能性も！**

08

毎日のごはんを「もち麦」入りに手軽に健康増進を狙う

摂りたい栄養素

- 食物繊維
- 鉄
- 亜鉛 など

もち麦はスーパーフード！

ふだんの食事に取り入れやすく、糖質の吸収をおだやかにする食材として、おすすめしたいのが「もち麦」です。

もち麦は大麦の一種で、でんぷん、とくにアミロペクチンという粘り気の強い成分を含んでおり、もちもちした食感が特徴です。少し独特の香りがありますが、白米のごはんに混ぜて食べれば、かなり食べやすくなります。

もち麦のすごいところは、何といっても栄養価の高さ。**水溶性の食物繊維を白米の何倍も含んでおり、βグルカンという成分にも糖質や脂質を包みこんで、糖質の吸収**

を遅らせる働きがあります。そのため、食後の眠気を抑えるだけでなく、便通改善にも効果があるのです。水溶性だけでなく不溶性食物繊維も含まれており、体にとって不要なものを便と一緒に体外に排出してくれます。

さらに、鉄やたんぱく質、マグネシウム、ビタミンB_1など、子どもの成長に欠かせない栄養素もたっぷり。骨をつくるカルシウム、余分なナトリウムを体外に排出するカリウムも含んでいる、とても優秀な食材なのです。

白米に含まれないビタミンB_1が摂れる

もうひとつ、注目したい栄養素がビタミンB_1です。**ビタミンB_1はエネルギーの産生を助ける働きがあり、不足すると疲れやすくなることもあります**。

ビタミンB_1不足で起こる病気として、よく知られているのが脚気です。全身がだるい、食欲がない、手足がしびれる、足がむくむなどの症状をもたらします。

江戸時代、身分の高い人々の間でそれまで食べていたひえ、あわ入りの雑穀米ではなく白米を食べる習慣が広まり、それにともなって前述の症状に苦しむ人が出てきたといいます。後からわかったことですが、これはビタミンB_1欠乏によるものでした。

ビタミンB_1は胚芽部分に多く含まれますが、白米にする（精米する）とわずかしか残りません。当時の人々はおかずの種類や量が少なく、おかずからビタミンB_1を摂りにくかったことも一因だといわれています。明治時代にはおかずの量やバリエーションが乏しいまま白米を大量に食べる習慣がさらに広まり、脚気の流行を招いたといわれています。なんとなく白米は贅沢なイメージがあったようですが、あわやひえを食べていたときのほうが脚気は少なかったのです。

継続は力なり

もち麦は噛みごたえがあるので、自然とよく噛むようになり、満腹感を得られます。「もち麦よりも玄米のほうが栄養価は高いのでは？」と思う方もいるかもしれませんが、玄米に含まれるフィチン酸という成分は、鉄の吸収を妨げることもあるといわれています。

食事でしっかりと栄養を摂るにあたって、いちばん大切なのは「毎日続ける」こと。最初は食べやすいもち麦入りのごはんから始めて、慣れてきたら雑穀米など色のついたごはんに替えていくのも手です。

もち麦はすごい食材！

白米・玄米・押麦（炊く前）の栄養成分（100g あたり）

	白米	玄米	押麦（大麦）
エネルギー	342kcal	346kcal	329kcal
たんぱく質	6.1g	6.8g	6.7g
脂質	0.9g	2.7g	1.5g
炭水化物	77.6g	74.3g	78.3g
食物繊維	0.5g	3.0g	12.2g
鉄	0.8mg	2.1mg	1.1mg
亜鉛	1.4mg	1.8mg	1.1mg
マグネシウム	23mg	110mg	40mg
ビタミンB_1	0.08mg	0.41mg	0.11mg

出典：日本食品標準成分表（八訂）増補2023年

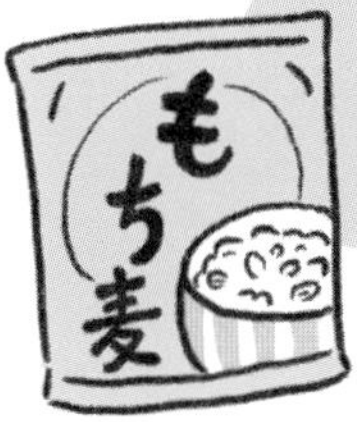

もち麦はもち性、押麦はうるち性の大麦。子どもの成長に不可欠な栄養素を豊富に含んだもち麦は、まさしくスーパーフード！　毎日の主食に取り入れて、家族で健康な体をつくりましょう。

白米には少ないビタミンB_1が摂れる

エネルギーの産生を助けるビタミンB_1を摂って疲れ知らずに！

噛みごたえがあるので満腹感を得やすい

もちもちした食感で満腹感を得やすく、噛む力も鍛えられる

糖質の吸収を遅らせる

βグルカンの働きで糖質の吸収がゆるやかになり、食後も眠くなりにくい

便通改善にも！

水溶性の食物繊維がたっぷりで、お通じに悩む子どもにもぴったり！

栄養バランス◎

鉄、亜鉛、カルシウム、マグネシウムなど、大切な栄養素を含んでいる

09

パスタやパン、シリアルを全粒粉や麦入りなど茶色いものに

摂りたい栄養素

- 食物繊維
- 亜鉛
- ビタミンB_1 など

全粒粉や麦には重要な栄養素がたっぷり！

主食をパンにするなら、全粒粉を使ったものがおすすめです。

一般的な小麦粉は製粉する段階で表皮や胚芽をのぞきますが、全粒粉は小麦の粒をまるごと挽いて粉にしているので、独特の風味があり、パンや焼き菓子に使うと小麦粉を使ったものより歯ごたえがあります。

もち麦や雑穀米と同じく、全粒粉には血糖値の上昇をゆるやかにする効果があります。さらに、亜鉛やビタミンB_1、マグネシウム、食物繊維が小麦粉よりも多く含まれていて、栄養価が優れているのも嬉しいところです。とくに食物繊維の含有量

は[*33]小麦粉（薄力粉）が100gあたり2・5gなのに対し、全粒粉は11・2gと4倍以上もあり、朝食後のお通じが少なく悩んでいる子どもにもぴったりです。

たとえばこんな朝食メニューを

全粒粉のパンに、たんぱく質とカルシウムをたっぷり含んだクリームチーズを塗れば栄養バランスがアップ。朝食に出す場合は、目玉焼きやスクランブルエッグ、野菜のスープ、フルーツなどと一緒に食べるとよいでしょう。オーツ麦入りシリアルは冷凍フルーツ&無糖ヨーグルトと。

いいことずくめの全粒粉ですが、普通のパンやシリアルに比べて値段が高めなことと、スーパーやコンビニでやや手に入りにくいのが難点です。主食はもち麦入りのごはんや雑穀ごはんをベースにして、パン食にするときだけ全粒粉を使ったものにするなど、状況や子どもの好みに応じて工夫してみてもいいかもしれませんね。

10 噛む力を育てると脳と体も育つ！

得たい力

- 口まわりの筋力

噛む力が弱いとさまざまなリスクが！

最近、口をぽかんと開けたままの子どもが増えています。口を開けたままで食べたり、食べ物を噛まずに丸飲みしたりする子どももよく見られます。

こうした行動の原因のひとつとして、**噛む力が弱い**ことが考えられます。子どもは3歳頃に乳歯が生え揃い、3～5歳頃に歯を使って食べられるようになり、食べられるものの幅も広がります。しかし、近年はしっかり噛まなくても飲みこめるものが増え、昔に比べて噛む回数が減った結果、咀嚼力が弱くなったと考えられています。

噛む力が弱い子どもは、さまざまなリスクにさらされます。一例を見てみましょう。

子どもの「お口ぽかん」は年々増えている

お口ぽかんが見られる子どもの割合

（3 ～ 12 歳の子ども 3399 人を対象に調査）

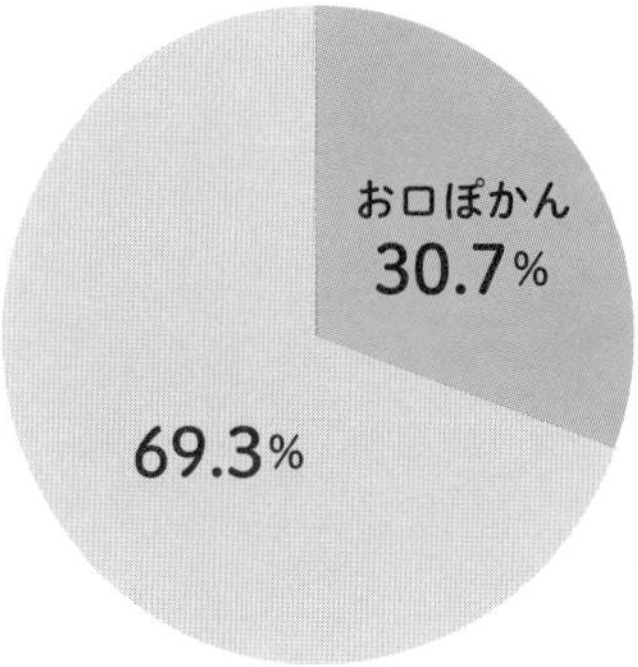

最近の調査では、日本人の子どもの約 3 割にお口ぽかんが見られたそうです。お口ぽかんは健康上のさまざまなリスクにつながります。ふだんからよく噛むクセをつけて、噛む力を育てましょう。

出典：新潟大学・大垣女子短期大学・鹿児島大学「子どもの“おロぽかん”の有病率を明らかに －全国疫学調査からみえた現代の新たな疾病－」

お口ぽかんの子どもには こんな特徴が！

口を開けて寝る

口がよく乾く

クチャクチャ音を立てて食べる

睡眠中に鼻がつまる

鼻づまり

口臭がある

噛む力が弱いとどうなる？

- **●食べ物を丸飲みする：のどに詰まるリスクが高まり、胃腸にも負担がかかる**
- **●早食いする：過食や肥満につながり、食事で満足感を得にくくなる**
- **●口呼吸になる：吸った空気がそのまま口から入るため、口の中やのどが乾燥し、唇が荒れたり細菌やウイルスによる感染症が起こりやすくなる。口臭の原因にも**

噛まずに食べることは、百害あって一利なし。少しでも早いうちに、しっかりと噛んで食べる習慣を身につけることが大切です。

噛むことで記憶力がアップ

食べ物をよく噛むと、肥満予防、[*34]食べ物のおいしさが増すなどよいことずくめ。

さらに、**噛むことで脳の学習記憶に関わるアセチルコリンという情報伝達物質が増え、記憶力アップが期待できる**とされています。

噛む力をアップさせるポイントは3つ。

ひとつめは、食べるときにひと口の量を少なくすること。口いっぱいにほおばるよりも噛みやすくなり、丸飲みや早食いを防ぐことができます。

2つめは、ひと口食べるたびに30回以上噛むクセをつけること。よく噛むと唾液がたくさん分泌されるため、虫歯や歯周病の予防になるうえ、食べ物の味をしっかりと感じることができます。

3つめは、ごはんの最中にせかさないこと。「早く食べなさい」とせかされると、子どもはとにかく食べ物を口にほおばることがあり、のどに詰まる危険があります。加えて、親の顔色をうかがいながらごはんを食べるようになるのもよくありません。

噛む力を育てるために、親ができること

ふだんの食事やおやつで、しっかり噛める食べ物を与えることも大切です。柔らかい食べ物は30回も噛めないですよね。肉料理ならハンバーグより肉野菜炒めなど、噛む力に応じて無理のない範囲で工夫してみてください。

子どもの噛む力をチェックするには、家族が一緒に食事をし、食べ方や健康状態を観察するのがよいでしょう。「噛む回数が少なそうだな」と思ったら、まずは親がしっかり噛む姿を見せて、きちんと噛んで食べることの大切さを伝えていきましょう。

11

賢いおやつの選び方「アクマおやつ」に要注意

「おやつをあげない」は不正解

育ちざかりの子どもは、1日3食をきちんと食べていても、エネルギーや栄養が足りなくなることがあります。子どもがおやつを食べたがると、不安になることはありませんか。それは子どものエネルギー不足、栄養不足のサインかもしれません。不足したものを補うためにはおやつが必要なのです。そのため、おやつを「補食」と呼ぶこともあります。

おやつをあげるときに、大事なのは何をあげるか。子どもはすぐエネルギーに変わる「アクマおやつ」を欲しがるので注意が必要です。

覚えておきたいポイント

- おやつは補食
- 野菜・フルーツなどがおすすめ
- おやつ解禁日をつくっても

アクマおやつの怖さとは？

アクマおやつとは、

ア……甘いおやつ
ク……空っぽ（空虚）のおやつ
マ……丸のみできる、噛まないおやつ

この3つに当てはまるおやつを指します。

ひとつめの「ア（甘いおやつ）」とは、糖質が多いアメやグミ、菓子パン、ジュースなどのこと。これらのおやつにはブドウ糖と果糖がたっぷり入っているので、**血糖値が一気に上昇し、その後は一気に下がります**。血糖値が急激にアップすると興奮状態になり、急激にダウンするとぐったりとした状態になり眠くなってしまうことがあります。たとえば大人でも、忙しくて昼食を食べる時間がなく甘いおやつでしのごうとす

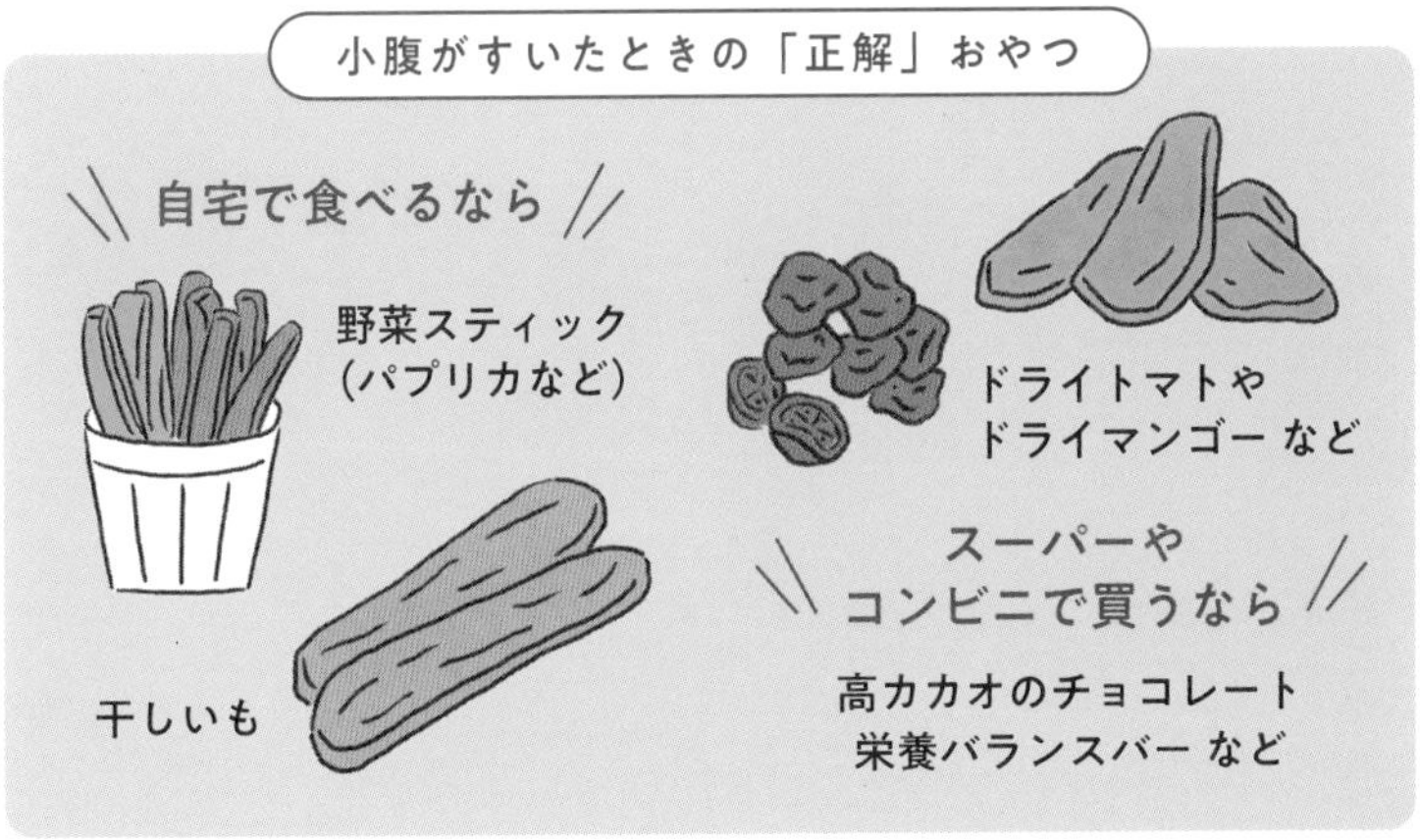

ると、午後に一気に眠気が襲ってくる……ということもあるでしょう。

２つ目の「ク（空っぽのおやつ）」とは、カロリーは高いけれど体に必要な栄養がなく空っぽのおやつのこと。糖質や体によくない脂質ばかりで、鉄や亜鉛、ビタミン類が含まれていないおやつを指します。これをエンプティーカロリー（empty calories）と呼んでいます。

最後の「マ（丸のみできる、噛まないおやつ）」とは、口の中ですぐに溶けてしまったり、少し噛むだけで飲みこめたりするものを指します。ふわふわのスポンジにクリームを挟んだスイーツ、ペットボトルのジュースなどを想像してもらうと、わかりやすいのではないでしょうか。あまり噛まずに食べられるおやつは、**満腹中枢が刺激されにくいので、食べすぎてしまう**というデメリットもあります。

おすすめの「賢いおやつ」とは

おやつには、アクマおやつに当てはまらないものを選びたいですよね。

たとえば、**ゆでたブロッコリーや赤や黄色のパプリカなどの野菜スティック、果物**なら、噛みごたえがあるので満腹感を得られますし、栄養価の面もばっちりです。野菜は何もつけずに、ポリポリとかじるもよし、汗をかいたときは味噌を牛乳でのばしたものをつけても。

ビタミンAを補給できるおやつとして、塩分や甘味の足されていないドライトマトやドライマンゴーもおすすめ。こちらも噛みごたえがあり、小腹を満たしたいときにぴったりです。

どうしてもお菓子を食べたいなら、**高カカオのチョコレート**を選ぶとよいでしょう。カカオには食物繊維、鉄、亜鉛、ビタミンDが含まれており、糖分も比較的控えめです。ただし、カフェインが含まれるので食べすぎには注意が必要です。

食物繊維をたっぷり摂れる干しいもも候補のひとつ。最近の干しいもは、スイートポテトのように甘くねっとりしていて、とてもおいしくなっていますよね。

栄養面を考えたおやつを食べてもらおうとすると、子どもは嫌がるかもしれません。我が家でもアクマおやつを禁じていたら、よそのおうちに遊びに行ったときに隠れて食べていた！などということもありました。

完全に禁じるのではなく、「今日はお菓子がないからこれを食べてみて？」というところから始めてみましょう。「食べたあとに眠くなりにくいんだよ」など、おやつをきっかけに親子の会話を増やしてみるのもいいかもしれませんね。

高カカオチョコレートを食べるならひと口だけ

国民生活センターの平成20年の調査によれば、高カカオチョコレートには普通のチョコレートの2.3～4倍のカフェインが含まれているそうです。脂質の割合もチョコレート全体の40.7～53.5％と高いので、おやつに食べるときはひと口、ひとかけにとどめておきましょう。

Column 2

運動量の多い子どもは「スポーツ貧血」に注意

クラブや部活などで日々スポーツに励んでいる子どもには、スポーツが原因で起こる「スポーツ貧血」が見られることも少なくありません。元気に見えても、じつは貧血に気づいていない可能性があるのです。

成長期の子どもには十分な栄養や鉄が必要ですが、体重制限で栄養不足になったり、長時間走ることで赤血球が壊れたりして、どちらも足りなくなってしまうことがあります。さらに、運動で汗をかくことで[*35]1日の摂取量の5～18％の亜鉛が失われ、亜鉛不足が貧血の一因になるケースもあります。

子どもの元気がなかったり、やる気が出なかったりする理由は、貧血にあるかもしれません。鉄や亜鉛はもちろん、筋肉をつくるたんぱく質、骨をつくるカルシウムなども積極的に摂るようにするとよいでしょう。

具体的な方法としては、コンビニで買う菓子パンを鮭のもち麦おにぎりに替える、練習にもっていく飲み物をスポーツドリンクからジュニアプロテイン＋牛乳に替えるなど。自宅でも、栄養バランスのよい食事をきちんととるようにしましょう。

Part

3

心を整える食事と食卓

心を元気に保つための食事や、薬を上手に飲ませるコツをわかりやすく解説。子どもがおいしく食事をとるための環境づくりのポイントも必読です。

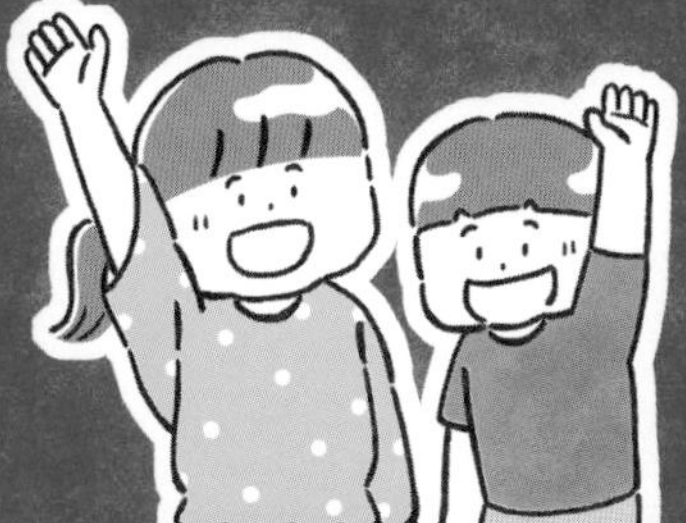

01 そのイライラ、鉄不足が原因かも？

摂りたい栄養素

- 鉄

♥食生活の変化が引き金になることも

最近、子どもがイライラしている、怒りっぽい。そんなとき、カルシウム不足を疑う親御さんも多いでしょう。じつはそのイライラ、鉄不足が原因かもしれません。

28ページでお話ししたように、**鉄には心のバランスを整える働きがあります**。鉄が不足すると、ドーパミンやセロトニンの分泌をコントロールできなくなり、イライラしたり集中力がなくなったりといった症状が出ることがあります。

とくに気をつけたいのが、子どもが成長した思春期の時期です。

それまでは親がつくった食事や給食を食べていたのが、自分の好きなものを買って食べたり、友だちと食事したりする機会が多くなり、鉄不足に陥る可能性があるからです。部活などでふだんから運動をする子は、運動によって鉄を激しく消費するため、鉄不足になりやすいので注意が必要です。

子どもに鉄不足を思わせる症状が見られたら、鉄をしっかり摂れる食事に切り替えましょう。ただし、体内の鉄のストックが満タンになるまでは数ヵ月かかります。すぐに効果が見えなくても、焦らずに続けることが大切です。

「氷をポリポリ好んで食べる」のも要注意行動のひとつ

鉄不足を疑ってもいい症状のひとつとして、**鉛筆や氷などの硬いものをかじる**というものがあります。以前、お子さんをもつお母さんが「うちの子は最近よく氷を食べるんですけど、暑いからですよね？」と相談をしてきたことがありました。そこでお子さんを採血したところ、鉄欠乏性貧血があったのです。

子どもの行動を見て「あれ？」と思ったら、単なるクセだろうと見過ごさず、かかりつけのお医者さんに相談するのもよいでしょう。

02

子どもの心の状態と栄養の関係

摂りたい栄養素

- 鉄
- ビタミンD
- ビタミンB_1 など

気持ちの落ちこみやだるさはストレスだけじゃない？

うつ病になる原因ははっきりとはわかっていませんが、ストレスによるところが大きいといわれています。うつ病になると、気分が落ちこむ、やる気が出ない、眠れない、疲れやすい、体がだるいなどの症状が現れます。

健康な人でも、ストレスや体の不調からこうした症状が出る（抑うつ状態）ことはありますが、多くは一過性でしだいに回復していきます。日本人の4人に1人が、一生に一度は抑うつ状態を経験するといいますから、決してひとごとではありません。

抑うつ状態やうつ病を予防するためには、ストレスに対処したり、十分な休養をとったり、規則正しい生活習慣を身につけたりといろいろなことがありますが、食事の内容も無関係ではありません。**栄養不足がうつに関係している可能性が指摘されている**のです。

❤栄養不足がメンタルの不調を加速させる

人の体内には、摂取した栄養素からエネルギーをつくり出す工場のようなものがあります。エネルギーをつくる過程では、鉄やビタミンＤ、ビタミンB_1などの栄養素が必要になりますが、これらが不足すると工場はうまく回らなくなり、**食べても食べても元気が出なくなってしまいます**。

それだけではありません。精神を安定させるセロトニン（「幸せホルモン」とも呼ばれます）、多幸感を得たり意欲を生み出したり感じたりするなどの働きをもつドーパミン、興奮を鎮めるＧＡＢＡといった神経伝達物質をつくるさいにも、たんぱく質やビタミン類、ミネラル類などが必要になります。

糖質たっぷりのジュースやお菓子ばかり口にしている場合、血糖値が急激に上がったり下がったりをくり返すことで、集中するのが難しい、眠気が急におそってくるなどの症状が出ることがあります。

♥コロナ禍が招いたビタミンD不足

[*36]国立成育医療研究センターの調査（２０２１年実施）によれば、コロナ禍において小学5〜6年生に9〜13％、中学生の13〜22％に中等度以上の気持ちが落ちこむ、やる気が出ない、死にたい気持ちになるなどの抑うつ症状が見られたそうです。

その子たちは、学校へ行けない、友だちにも会えない、成績が下がってしまうかもしれない、そして自分の不安な気持ちを誰にも話すことができないなどのつらさや悩みを訴えていました。

くわえて、**外出する機会が減って日光にあまり当たらなくなり、ビタミンDが足りなくなった**ことがメンタルの状態の悪化に拍車をかけた可能性も否定できません（P.86）。

毎日の食事で心の元気を保つ

抑うつ状態のような症状を訴えていた人が、食事を変えて栄養バランスを整えたことで、症状が改善したという報告もあります。[*37]大人の例ですが、イライラする、ささいなことで怒ってしまう、眠りが浅い、朝起きるのがつらいなどの精神・身体症状に悩まされていた30代の女性が受診したところ、いくつかの栄養素が不足していることがわかりました。そこでバランスのよい食事を1日3食とり、サプリメントで足りない栄養素を補給するようにしたところ、4ヵ月ほどでかなり症状が改善したといいます。

さまざまな栄養素をバランスよく摂ることは、体や脳だけでなく、心の健康を保つためにも大切なのです。

肉で鉄や亜鉛、ビタミンB_1、魚でビタミンD、野菜からビタミンAをしっかり摂るなど、かたよりの少ない食事を心がけて、心の元気をキープしましょう。

03

薬を飲ませるときの「お役立ち食べ物」

♥ 上手な薬の飲み方、教えます！

栄養素の話からは少し離れますが、子どもの体の健康を目指すために、ときには薬を飲ませなくてはならない場面もあるかと思います。そんなとき、「子どもが薬を飲むのを嫌がるので、毎回苦労している」「薬と飲み物の飲み合わせが心配」という親御さんはとても多いでしょう。幼稚園の年長さんや小学生なら、ふだんなら「これは大事なお薬だから飲んでね」といえば素直に聞いてくれますが、小さい子どもや小学生でも体調がすぐれず機嫌がわるくなっているとなかなかそうはいきません。

どんな飲み物で飲ませればいいの？　上手な薬の飲ませ方は？

心がけたいこと

- 子どもの気持ちに寄り添う
- 使いやすい食べ物を知っておく

ここでは小児科医としての経験から、そんな親御さんの気になる疑問に答えていきたいと思います。

♥子どもの気持ちに寄り添って

水や白湯で飲むことを基本にしつつ、次のポイントを意識しながら、子どもに合った薬の飲ませ方を探し出してみましょう。

薬を飲ませるときに心がけたいポイント

①発達段階に合わせた飲ませ方を選ぶ

1〜3歳までなら服薬ゼリーの味を選んでもらう、4〜6歳なら粉かシロップを選んでもらうなど、子どもがうまく飲める方法を探してみましょう。

②嘘をついたりおどしたりしない

「おいしいおやつだよ」と嘘をついて薬を飲ませる、「○○ちゃんは飲めるのに」と誰かと比べる、「先生に怒られるよ」とおどすといった行動は厳禁。子どもに警戒心を抱かせたり、恥ずかしさや恐怖心を与えてしまいます。

ごほうびが逆効果になることも

「薬を飲めたらおやつをあげる」といったごほうび制は、子どもの要求がエスカレートしたり、ごほうびがなければ薬を飲まないという悪循環を招くこともあります。どうしても薬を飲んでくれないときは、引き下がってタイミングをはかるのもひとつの方法です。

③薬について説明する

3歳以上の子どもなら、「風邪を治すお薬だよ」「おなかの中でばい菌が暴れているんだよ。このお薬でばい菌をやっつけるんだよ」など、現在の症状や薬の効果について説明してあげましょう。症状と薬をひもづけて理解することで、子どもも「おなかが痛いのは嫌だから薬を飲もう」という気持ちになります。

④うまく飲めたらほめてあげる

子どもが薬を飲めたら、ほめて自信をつけてあげましょう。失敗したときもしからずに、子どもの心に寄り添うことが大事。飲めて当然、ではないのです。

❤薬を混ぜやすい「お役立ち食べ物」は？

小さい子どもに薬を飲ませるさいは、食べ物に混ぜると飲みやすくなることもあります。一般的な薬の場合、これらの食べ物で試してみるのもよいでしょう。あくまで一般的な薬の場合なので、気になるときは必ず医師に相談してください。

薬が飲みやすくなる可能性のある食べ物

- **半固形の食べ物（ジャム、チョコペースト、プリン、イチゴ味のヨーグルトなど）**
- **練乳やココアパウダー**
- **アイスクリーム（冷たいので味覚が鈍る）**
- **しょっぱいものや辛いもの（海苔の佃煮、味噌、カレーなど。甘味が苦手な子ども向け）**

3〜5歳の子どもなら、完全に食べ物と混ぜるのではなく、食べ物の間に薬を挟んで食べてもらうのもひとつの方法です。また、一般的に**7歳頃になると錠剤を飲める子どもが増える**ので、錠剤を選べる場合は選択肢に入れてみてください。

よくない飲み合わせは？

薬の種類によっては、特定の飲み物や食べ物と混ぜることで、より飲みにくくなってしまう場合や効き目に影響が出る場合などもあります。とくに注意したい組み合わせの一例を見てみましょう。

この飲み合わせはＮＧ

●鉄剤×カフェイン入りのお茶はＮＧ

お茶の中でも、緑茶はとくに鉄の吸収を遮ってしまうので避けたほうがよいでしょう。お茶で飲むなら麦茶やルイボスティーなどを。

●抗菌薬×オレンジジュースやスポーツドリンクはＮＧ

抗菌薬は苦味が強いため、薬の表面をコーティングして、口に入れても苦味を感じにくいよう工夫されています。しかし、酸性の飲み物と一緒に飲むと、コーティングがはがれてしまい、薬の苦味をそのまま感じることになってしまうのです。

●インフルエンザの抗ウイルス薬×バニラアイスや乳酸菌飲料はＮＧ

一般的な薬はバニラアイスや乳酸菌飲料と合わせることで飲みやすくなりますが、インフルエンザの抗ウイルス薬は例外。味が変わってしまい、より苦く感じられるようになってしまいます。

子どもの性格や好みは十人十色ですから、薬の飲ませ方にも完全な正解はありません。まずは、子どもの気持ちに寄り添うことから心がけてみてください。

薬を飲ませるときのポイント

そのままでは
飲めないとき

6カ月頃～2歳頃　食べ物に混ぜる

薬を甘い食べ物に混ぜるか、甘味が苦手な子どもなら、しょっぱいもの・辛いものに混ぜるとよいでしょう。抗菌薬以外の一般的な薬であれば、オレンジジュースやココアなどの飲み物と一緒に飲むのもおすすめです。

薬が飲みやすくなる食べ物例

- ジャム、プリンなどの半固形の食べ物
- 練乳やココアパウダー
- アイスクリーム
- 海苔の佃煮、味噌、カレー

7歳頃～　錠剤も選択肢に

7歳頃からは、半数ほどの子どもが錠剤を飲めるようになります。薬の種類が選べる場合は、錠剤を選ぶのもよいでしょう。

3～5歳　食べ物の間に薬を挟む

食べ物と完全に混ぜてしまうのではなく、食べ物に薬を挟んでパクッと食べさせてもよいでしょう。クリームサンドビスケットは、2枚に割って薬を挟めるので使いやすいです。

参考：チャイルド ヘルス Vol.24 No. 5「特集 いまさら聞けない子どもの薬　2 薬の上手な飲ませ方」

※薬との食べ合わせ、飲み合わせについては、医師に相談してください。

04

心の栄養を満たす秘策は笑顔で囲む食卓

心がけたいこと

- ニコニコ

❤親の笑顔が子どもを変える

栄養バランスのよい食事をとることはもちろん大切ですが、「おいしく」「楽しく」食べられなければ、子どもの心の栄養を満たすことはできません。

お子さんが苦手な食べ物を口にしてペッと吐き出したり、嫌がってそっぽを向いたりしたときに、ついしかめっ面になっていませんか？「体にいいんだから食べなさい！」と怒鳴っていませんか？

栄養価が高い食べ物は、苦い、すっぱい、独特の匂いがあるなど、たいていクセがあります。そういう食べ物を「変な味がする」といって食べないのは、生き物として当然の反応です。しかし、そこで大人が嫌な顔をすると、子どもは「やっぱり食べなくてよかったんだ」「これからも食べないようにしよう」と考えてしまいます。それはなぜでしょうか。

人は今までに見たことのないものに出会ったとき、他人を介して身のまわりの世界を理解しようとします。これは生後9～10ヵ月から見られるようになる精神的な発達で、「社会的参照」と呼ばれます。たとえば、赤ちゃんが初めて犬を見たときに、まず目の前のお父さんお母さんを見上げます。お父さんお母さんの表情がこわばっていれば「(犬は)怖いものなんだ」と感じ、お父さんお母さんが笑顔なら「怖くない、大丈夫なんだ」と感じるのです。

子どもが苦手な食べ物を嫌がったときも同じ。**親がニコニコしていれば、子どもは「食べたほうがいいものなんだ、じゃあ食べよう」と考えるようになります**。少しでも食べられたら「ピーマンおいしいよね。お母さんも大好きなんだ」。残してしまったら「おいしいからお父さんが食べちゃおう！」など、ポジティブな表情と声かけをしましょう。がんばるべきなのは、子どもでなく親のほう、といえるかもしれません。

♥食卓がシーンとしてしまいます、そんなときは？

世間では、食事中はテレビをつけずに食べることに集中したり、子どもとの会話を大切にしたりするのがよいとされています。もちろんそのとおりなのですが、ときには、食事中にあまり会話がないときもありますよね。静かな食卓で黙々と食べる食事は、おいしく感じられないものです。

そんなときは、たとえば、テレビをつけてもよいでしょう。ニュース番組なら「これはどういうこと？」「このニュース、どう思う？」といった会話につながりますし、クイズ番組ならみんなで答えを考えて、答え合わせで盛り上がれるかもしれません。アニメや動画サイトだと視覚から入ってくる情報が多すぎて食事が進まないので、耳から入ってくる情報が多いものを選ぶことがポイントです。

テレビをつけることに罪悪感をもつ親御さんも多いと思いますが、**家族の会話の糸口になるのであれば、ときどきはテレビを利用するのも悪くありません**。

避けたいのは、スマホやタブレットなどで個人用に動画を流すこと。ひとりで観ることになりがちで、家族でのコミュニケーションが生まれにくいからです。

テレビではなく、お父さんお母さんの好きな音楽やポッドキャストやラジオをかけるのもよいかもしれません。まずは大人が楽しい気持ちで食卓を囲むこと。そのポジティブな気持ちは子どもにも伝わり、食べることを楽しめるようになるはずです。

正しい姿勢で噛む力&回数がアップ！

子どもが楽しく食事をとるためには、食事中の姿勢も大切です。

小さい子どもを大人用のイスに座らせると、ひじを上げて食べなくてはならずうまく食べ物を口に運べなかったり、あごが上がってうまく飲みこめなくなったりします。また、足が床につかずブラブラしていると、食べ物をしっかり噛めなくなってしまいます。私たち大人もソファーとローテーブルでは食べにくいですし、バーなどの高い台に座ったときは食べにくいなと思ったことはないでしょうか。

椅子に座ったとき、子どもの体が垂直、もしくはやや前傾姿勢で、ひじがほぼ直角で机に乗る高さになり、膝も直角で足の裏が床についているのが理想的な机と椅子の高さです。子ども用のイスがない場合は、クッションやざぶとんなどでお尻の位置を高くしたり、紙パックや紙箱に古紙などを詰め、ガムテープを巻いて足台をつくってもよいでしょう。

姿勢を安定させることで、[*38]噛む力は5倍、噛む回数は4倍になるともいわれています。いちど子どもの姿勢をチェックしてみてはいかがでしょうか。

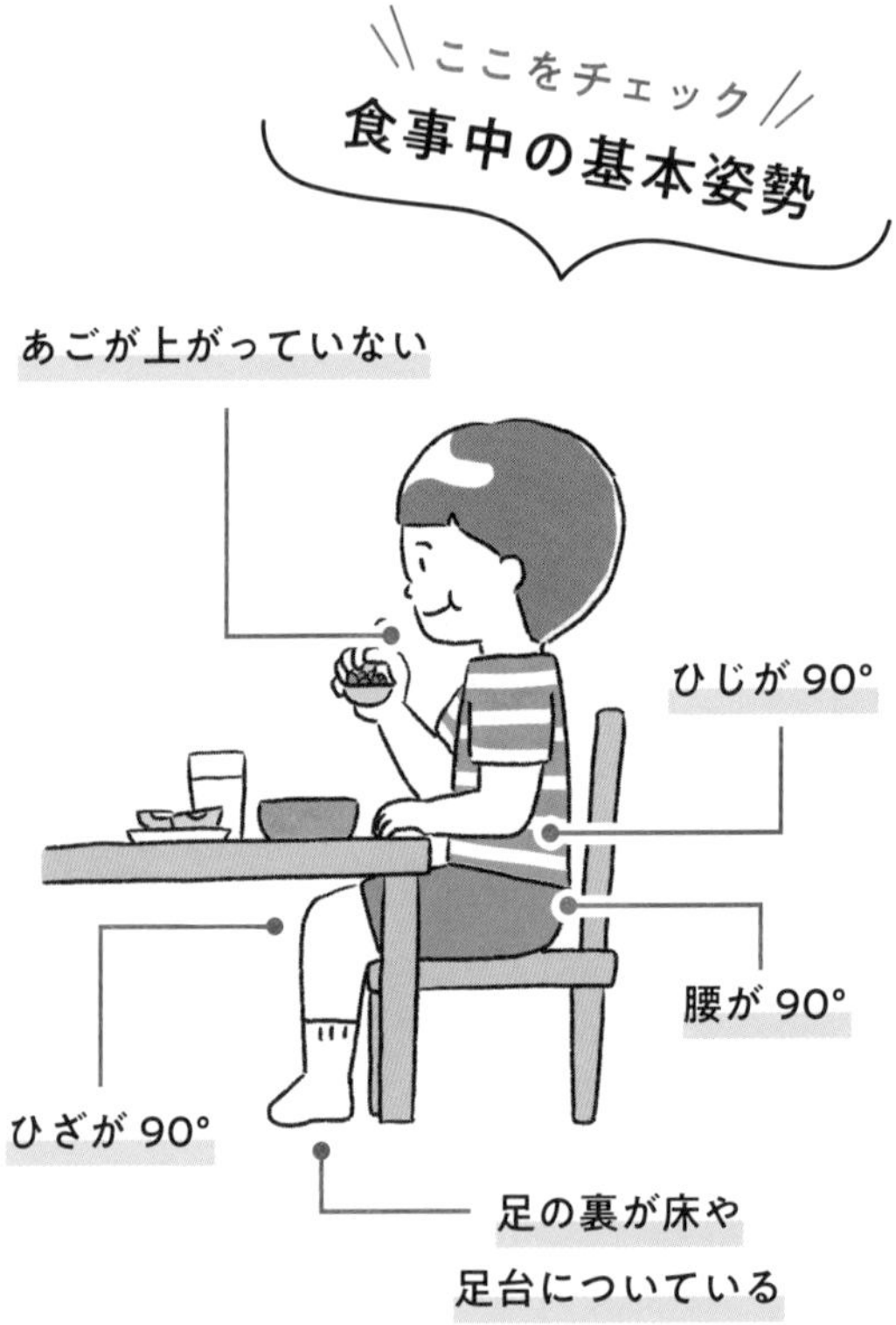

心の栄養を満たす食卓のポイント

どんなにおいしい料理を並べても、「環境」が整っていなければ楽しい食事はできません。子どもが笑顔になる食卓にするための、3つのポイントを押さえましょう。

POINT 1

家族で楽しく会話

適度な会話は食卓を盛り上げ、食事をおいしくするためのスパイス。会話がないときは、音楽をかけたり、たまにテレビをつけたりして会話の糸口にするのもよいでしょう。ただし、食べ物を口に入れたまましゃべるのはマナー違反です。

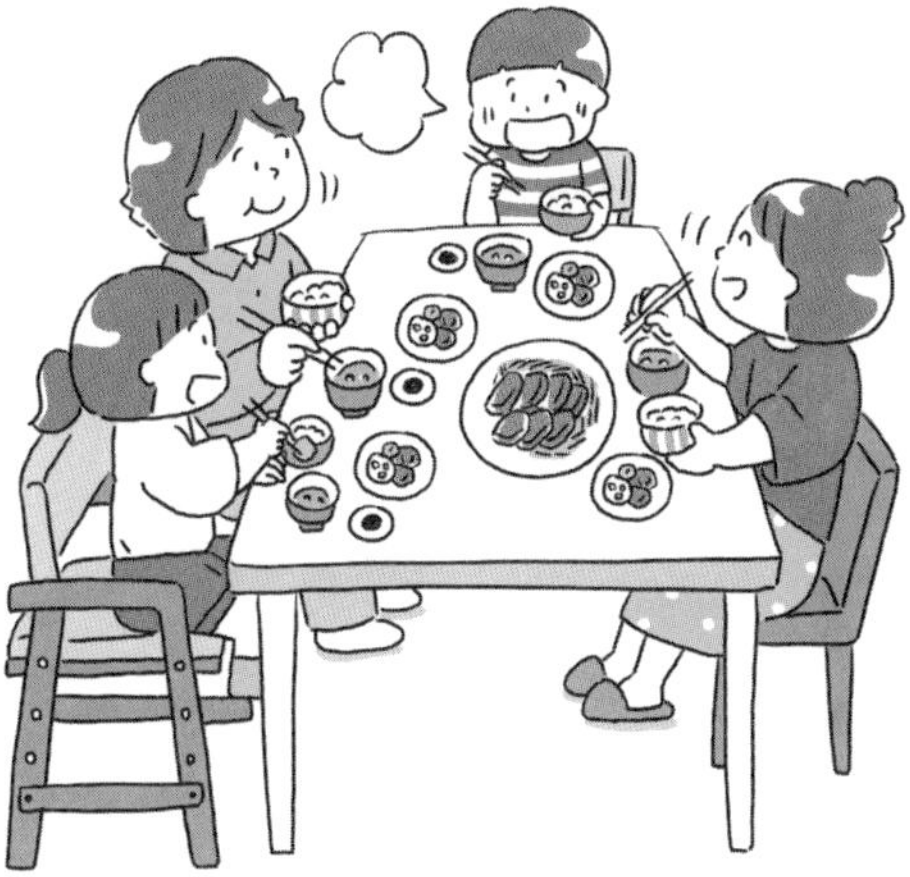

POINT 2

子どもの姿勢に注意

子どもが不自然な姿勢だと、食べ物を運びにくい、噛みにくい、飲みこみにくいなどの原因になることも。160ページのポイントをチェックしてみましょう。

POINT 3

笑顔を心がける

子どもが苦手な食べ物をよけたり吐き出したりしても、イライラは心にしまい、笑顔でいることを心がけて。大人がネガティブな表情・声かけをすると、子どもは「やっぱり食べなくてよかったんだ」と思い、逆効果になってしまいます。

Column 3

乳幼児期を過ぎても成長曲線をつけよう

中学生までは成長曲線をチェック

子どもの成長を記録する「成長曲線」は、母子手帳（自治体によって呼び名は異なります）にも載っているので、見たり使ったりしたことのある方は多いでしょう。しかし、赤ちゃんの頃だけ記録して、子どもが大きくなるとチェックしないという声もよく聞かれます。

成長曲線は低身長や肥満症を判定し、子どもが健やかに成長しているかを確認するための重要なデータです。とくに、体重や身長が大きく変化する時期は、成長曲線の平均値から大きく外れていないかを確認することが大切です。

子どもの体重や身長が大きく変化する時期

●生後3ヵ月：体重が出生時の2倍に増加

●1歳：体重が出生時の3倍、身長が1・5倍に増加

●4歳（幼稚園入園時）：体重が出生時の5～6倍、身長が2倍に増加

●思春期：身長が一気に伸びる

中学生以降の子どもは、ダイエットを意識しすぎて栄養不足になったり、自宅以外で食べる機会が増えて食事が偏ったりすることもしばしば。できれば中学生、高校生になるまで成長曲線を記録して、平均値やカーブから大きく外れてきたら受診するとよいでしょう。

成長曲線を記録・確認できるアプリも

成長曲線は「成長評価用チャート・体格指数計算ファイル」として、日本小児内分泌学会のサイトで公開（http://jspe.umin.jp/medical/chart_dl.html）されています。こちらでファイルをダウンロードして、プリントアウトしたものに記録をつけてもよいでしょう。

紙に書きこむのは大変という方は、成長曲線を記録できるアプリもあるので、こちらを利用するのがおすすめです。

日本小児内分泌学会
「成長評価用チャート・
体格指数計算ファイル」
ダウンロードサイト

成長や健康について家族で話せる環境を目指そう

成長曲線をつけることと同じくらい大切なのが、成長や健康について、家族で自然に話せる環境をつくることです。

よい環境づくりのポイントは、子どもに対してポジティブな声かけをすること。たとえば、子どもが体重が増えたのを気にしているときに、「本当だ、顔まんまるだね」とネガティブなコメントをしたら、子どもは落ちこみますし、もう体重の相談はしなくなるでしょう。でも、「成長曲線をつけてみようか。あ、少し線から外れてきているね。どうしてなのか一緒に考えてみる？」などと事実だけを共有し、気持ちに寄り添えば、子どもは「最近甘いものを食べすぎていたかな」と振り返り、自分で改善しようとよい方向へ考えられるようになっていきます。

お通じについても、「汚い」「臭い」などのネガティブワードはＮＧ。「ちゃんとお通じがあってよかったね」と、ポジティブな言葉をかけましょう。

大人が何でも気軽に話せる環境をつくり、子どもの健やかな成長をサポートしていきましょう。

Part

4

忙しいときには頼りたい！
おたすけ食事の活用法

コンビニやスーパーで選びたい主食とお惣菜は？　栄養面も味もまちがいない鉄板メニューは？　毎日の食事にすぐ取り入れられる、おたすけ食事のアイデアが満載！

01

買ってきたお惣菜にちょい足し！

ちょい足しで栄養価アップを狙う

スーパーやコンビニのお惣菜はとても便利ですが、おうちにある食材を「ちょい足し」して、栄養価をアップさせてみてはいかがでしょうか。とくにおすすめのお惣菜ちょい足しメニューは次の３つです。

●ハンバーグ×目玉焼き

完全栄養食の卵をちょい足しして、子どもが大好きな目玉焼きのせハンバーグに。サラダを添えて、彩りと栄養バランスをアップさせるとよいでしょう。

●から揚げ×レモン

鶏肉はたんぱく質をたっぷり含んでいますが、から揚げにすると脂質と糖質がアップするのが気になるところ。マヨネーズは油たっぷりなので避け、レモンを絞ってうまみとビタミンCを足しましょう。

●刺身用サク×サラダ×レモン・塩・オリーブオイル

鉄が豊富なカツオやマグロの刺身用サクを薄切りにして、お惣菜のサラダにオン。レモン汁と塩、オリーブオイルをかけて、カルパッチョ風でいただきます。サラダとレモンのビタミンCで、鉄の吸収率がアップするのも◎

そのほか、下記の食材や調味料もちょい足しにぴったりです。いろいろなお惣菜に使えるので、ぜひお試しくださいね。

ちょい足ししやすい食材

しらす	ごはん、おひたし、冷奴などに
すりごま	ごはん、煮物、納豆、冷奴などに
ゆで卵	野菜サラダ、ポテトサラダ、シチュー、豚の角煮などに
豆腐	お惣菜に加えてかさ増し
ドライパセリ	彩りと鉄とビタミンCをプラス
カツオ節	うまみ、カルシウム・鉄をアップ

02

コンビニで選ぶなら こんな商品！

健康志向の商品も増えている

夜まで用事があってスーパーに寄れないとき、疲れて料理をする気が起きないときなどは、コンビニに立ち寄ることもあるでしょう。塾帰りや習い事帰りの子どもにとっても、コンビニはとても身近な存在かもしれません。

ありがたいことに、最近はコンビニに並ぶ主食やお惣菜に栄養バランスを考えた商品が増え、「少しでも体によいものを」と考える方にとっても選択肢が広がっています。

バラエティ豊かなコンビニのラインナップから、とくに栄養バランスがとれたものをピックアップしました。

おにぎりもサンドイッチも「茶色い」ものを選ぶ

パンやシリアルと同じく、おにぎりも玄米やもち麦入りのものを選ぶとよいでしょう。食物繊維の働きで血糖値の上昇がゆるやかになり、噛みごたえがあるので、白米のおにぎりよりも満足感・満腹感を得られます。

具は枝豆（鉄や亜鉛）、昆布（カルシウムやマグネシウム）、鮭（たんぱく質、ビタミン類、n－3系脂肪酸）などがおすすめ。チーズが入ったものなら、食物繊維と発酵食品がダブルで働くので、こちらもよい組み合わせといえます。

サンドイッチも玄米やもち麦入りの茶色いものを。エビとブロッコリーやチキンを具材にしたものがありますが、これらはたんぱく質をはじめ、おのずと多くの栄養素を摂ることができる嬉しい組み合わせです。

お子さんがコンビニで主食を買う機会が多いなら、玄米やもち麦入りの茶色いおにぎりやサンドイッチを選んでもらうとよいでしょう。栄養の偏りはもちろん、食べすぎや食後の眠気を防ぐことにもつながります。

麺類を食べたいときはおそばをチョイス

麺類の中でも、おそばはたんぱく質の含有量が多く、ポリフェノールの一種であるルチンという成分も含まれています。ルチンは抗酸化作用をもち、毛細血管を強くする、ビタミンＣの吸収を促すなど、さまざまな働きを担っています。

おそば以外を選ぶ場合は、全粒粉の麺を使った商品がよいでしょう。ＧＩ値が低いため、血糖値の急な上昇を抑えることができます。

お惣菜はちょい足しでグレードアップ

最近はコンビニのお惣菜がとても充実しているので、つい目移りしてしまいますよね。ここでは、たいていのコンビニで買えるお惣菜から、とくにおすすめしたいものを選んでみました。

チェーンによって品揃えも味も違うので、それぞれのホームページで栄養成分をチェックしたり、実際に食べて味つけを確かめてみたりするのもよいでしょう。

GI（Glycemic Index）って？

GIとは食後の血糖値の上昇を示す指標のこと。GI値が低い食品は、過体重、肥満、２型糖尿病の発症リスクを低減させる可能性があるとされています。

おすすめのお惣菜9品

切り干し大根	大根、ニンジン、シイタケ、油揚げと、重要な栄養素を含んだ食材が勢揃い。歯ごたえもあるので満足感を得られます。
ひじき	たんぱく質と食物繊維をしっかり摂ることができます。
豚しゃぶやチキンがのったサラダ	お肉でたんぱく質、野菜でビタミンCをたっぷり補給。ゆで卵やすりごまを足しても。
卯の花	おからは食物繊維が豊富なので、お通じの改善にもぴったりです。
春雨サラダ	春雨にはカリウム、カルシウム、マグネシウム、食物繊維などの栄養素が含まれています。やや糖質が高いので、ほかの食品とのバランスに注意。
ポテトサラダ	じゃがいもにはビタミンC、食物繊維、カリウムなどが含まれています。ただし、糖質と脂質が高いのが難点。おうちで食べる場合は、ゆで卵を足したり、レタスやキノコなどでかさ増ししたりするとよいでしょう。
枝豆	鉄や亜鉛を摂取できます。レンジで温めて食べるタイプで、塩気が少ないものを選びましょう。
サラダチキン	プレーンな味のものをチョイス。パックのミックスサラダにサラダチキンをちぎってのせ、ごま油と塩、もしくはオリーブオイル、塩、レモン汁で食べると、おいしいうえに栄養価もアップできます。
豆腐	カルシウムを摂取できます。切り干し大根やひじきをのせて食べると、栄養価も満足感も倍増します。

おやつを買うならこの2品

コンビニには甘い誘惑がいっぱい。ついスナック菓子やクリームたっぷりのお菓子、菓子パンなどに手が伸びそうになりますが、「おやつ＝お菓子」という思いこみは捨てましょう。代わりに、こんなおやつはいかがでしょうか。

バナナには、食物繊維、糖質、ビタミンB群、カリウム、マグネシウムなど、さまざまな栄養素が含まれています。食べごたえもあるので、小腹がすいたときのおやつにもちょうどよいでしょう。そのまま食べてもよいですが、無糖ヨーグルトにカットしたバナナを入れて、栄養価をアップさせるのもおすすめです。

甘いものが苦手な子どもなら、さけるタイプのチーズをおやつにしても。カルシウム、たんぱく質、ビタミンAなどの栄養素を摂取できます。ややしょっぱいですが、一般的なピースに分かれたチーズに比べると塩味は控えめな場合が多いといえるでしょう。食感がしっかりしているので、1本でも満足感を得やすいのも魅力です。

コンビニで買い物するときのポイント

主食　おにぎりやサンドイッチを選ぶなら玄米やもち麦入りの「茶色いもの」、麺類ならおそばを

お惣菜　野菜、豆類、揚げていない豚肉や鶏肉を使ったものがおすすめ。サラダチキン＋サラダ、豆腐＋切り干し大根など組み合わせて栄養価アップを狙っても◎

おやつ　栄養素を豊富に含んだバナナ、さけるタイプのチーズがおすすめ

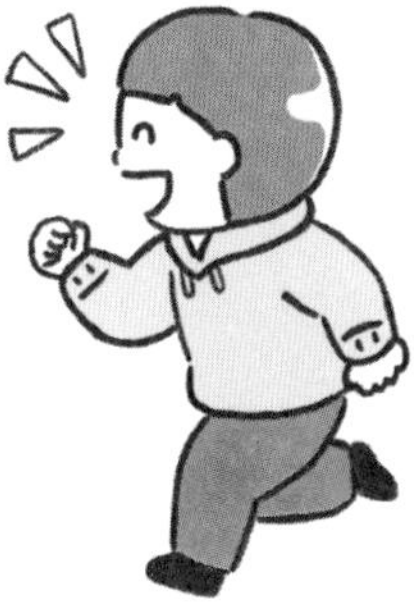

ごはんはもち麦入り、パンは全粒粉のものを基本に。コーンフレークを出すさいは、シュガーコーティングされていないものを選んで糖質を抑えましょう。

簡単！　おいしい！　朝食の鉄板メニュー

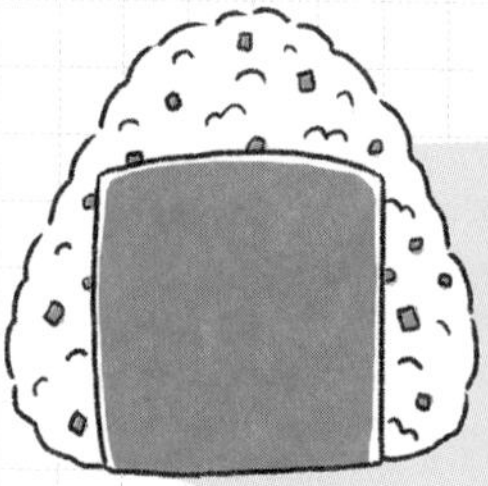

鉄ふりかけおにぎり

鉄をプラスしたふりかけをごはんに混ぜて、おにぎりにします。前日の夕食に出したお味噌汁に卵を落としたものと、フルーツを加えた無糖ヨーグルトを添えて。

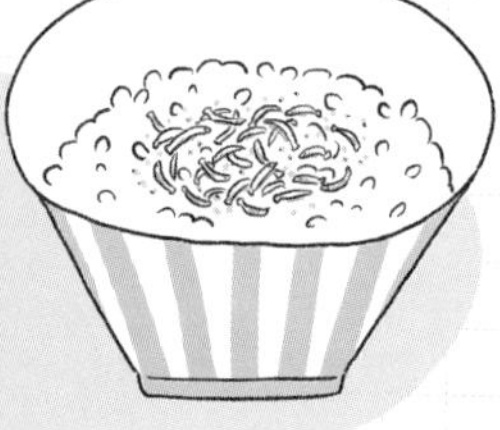

しらすりごまはん

ごはんにしらすとすりごまをのせ、ごま油を少し垂らします。しらすは鮭に変えてもOK。卵スープ、みかんと一緒にどうぞ。

納豆卵かけごはん

納豆に卵を足して栄養価アップ。ミニトマトとブロッコリーにごまドレッシングをかけたものを添えて。夏ならデザートにスイカを出すのもよいでしょう。納豆がない場合は、卵かけごはんに海苔とごまをトッピングしても。

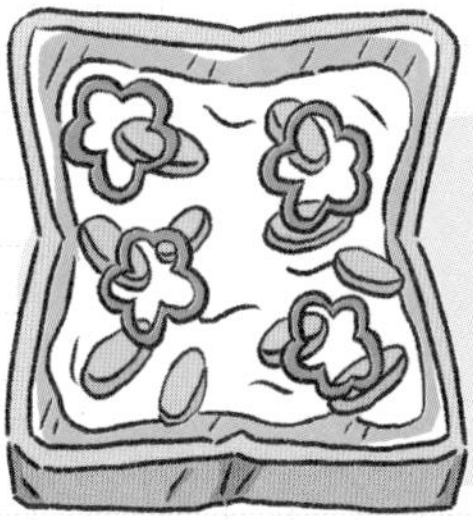

ピザトースト

ソースは、トマトベースのパスタソースがおすすめ。食パンにソースを塗り、スライスチーズ、ピーマン、スライスアーモンドをのせて焼きます。コーンスープ、果物と一緒に。

納豆チーズトースト

食パンにバターを塗り、納豆とチーズをのせて焼きます。野菜スープ、オレンジと一緒にどうぞ。

卵トースト

食パンにスクランブルエッグをのせて卵トーストに。スクランブルエッグをつくるときに、チーズを入れると栄養価アップ。ソーセージ、食べやすくカットした赤ピーマン、フルーツヨーグルトを添えて。

パパイヤヨーグルト

半分に切ったパパイヤのくぼみに無糖ヨーグルトをいれ、レモンを絞ります。ゆで卵と一緒に召し上がれ。

フルーツヨーグルトシリアル

シリアルに冷凍フルーツをトッピングし、無糖ヨーグルトか牛乳を加えていただきます。カットしたバナナを入れるとさらにGOOD。

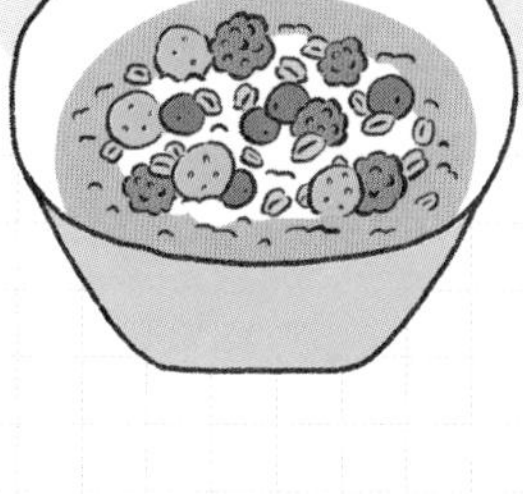

P.184～の汁物や野菜、
フルーツと組み合わせて！

栄養もおいしさもバッチリ!

夕食の鉄板メニュー

お肉、お魚を中心にした、栄養バランスがよく手間の少ないメニューを紹介。時間のない日は、メインの1品をスーパーやコンビニのお惣菜にしても。

夕食メニューの使い方

▶夕食はメイン、汁物、野菜、フルーツから1品ずつチョイス
▶月・水・金曜日は「肉の日」、火・木・土曜日は「魚の日」、日曜日は「好きなものを食べる日」に!
▶メインを24品紹介しているので、こちらのメニューを回転させることでほぼ1ヵ月やりくりできます

メイン

meat

野菜と一緒で栄養価アップ
今日は「肉の日」

刻んだ野菜を加えて
ビタミンをプラス!

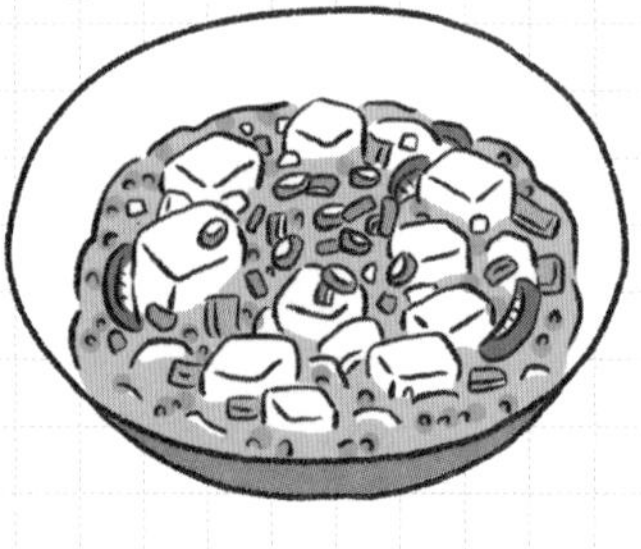

麻婆豆腐

① フライパンにオリーブオイル、チューブタイプのショウガ、ニンニクを入れて火にかける
② ①に刻んだタマネギとすりおろしたニンジン、その他余っている野菜を刻んで加える
③ 豚ひき肉を加えてさらに炒める
④ 味噌、中華だし、砂糖、水を加えて煮る
⑤ 食べやすい大きさに切った絹ごし豆腐を加え、さらに煮る
⑥ 片栗粉でとろみをつければできあがり

肉野菜炒め

①タマネギや余っている野菜をカットして、オリーブオイルで炒める
②野菜をフライパンの端に寄せて、豚の薄切り肉かこま切れ肉を焼く
③すりおろしたショウガ、しょう油、酒、みりんを混ぜてタレをつくる
④②に③のタレを加えて炒める
⑤片栗粉でとろみをつければできあがり

ちょっぴりぜいたくに
サワークリームを使用！
おいしさとカルシウム補給に

チキンのトマト煮

①フライパンにニンニクとオリーブオイルを入れて熱する。ニンニクの皮をむくのが面倒なら、包丁の背でつぶして皮ごと入れてもよい（ほかのメニューも同様）
②タマネギ、ニンジン、セロリ、赤ピーマン、黄ピーマン、ズッキーニなどをひと口大に切って①に入れ、炒める
③ざっくりと切った鶏肉を入れてさらに炒める
④トマトの水煮缶もしくはトマトピューレの缶詰を加える
⑤水とコンソメを加えて煮込む
⑥サワークリームを加える
⑦塩で味を調えればできあがり

豚肉のビタミンB_1と
ニラの成分（硫化アリル）で
ビタミンの吸収促進！

豚ニラ玉

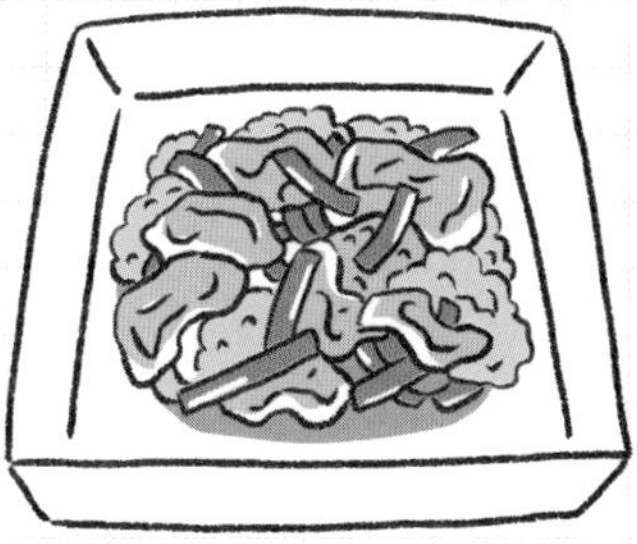

①フライパンにオリーブオイルを入れて熱する
②塩を加え、溶き卵を流し入れて炒める
③いり卵がゆるい状態のうちに取り出す
④空になったフライパンにごま油を入れて熱し、すりおろしたショウガを入れ、豚バラ肉を加えて炒める
⑤豚バラ肉に火が通ったらざく切りのニラを加えて炒める
⑥いり卵を戻し、オイスターソース、しょう油、塩、コショウで味つけしてできあがり

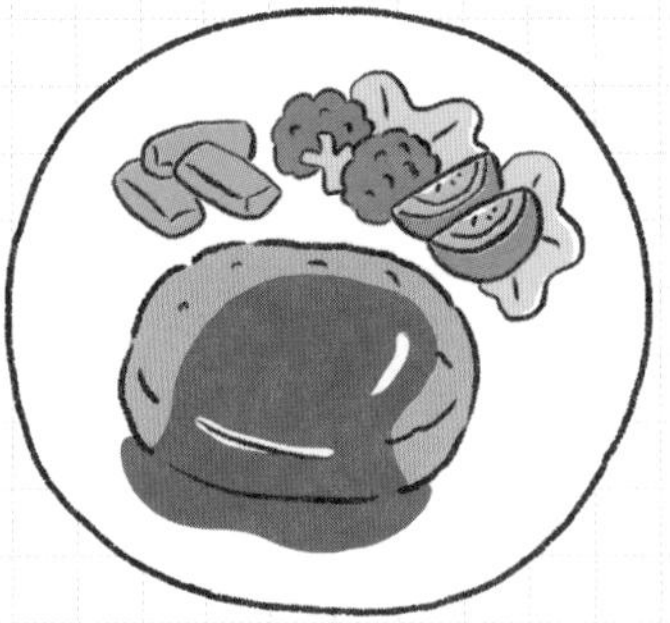

ハンバーグ

①フライパンにオリーブオイルを入れ、みじん切りにしたタマネギを炒める
②ボウルに合びき肉と塩を入れてこねる
③②に粗熱をとった①、牛乳、パン粉、塩、コショウ、すりおろした野菜(ニンジンやブロッコリーなど)を加え、よく練り混ぜる
④形を整えてフライパンで焼く
⑤お好みでソースと付け合わせの野菜を添えてできあがり

ステーキ

①ステーキ用の肉に塩とコショウをふる
②熱しておいたフライパンで①を焼く
③好みのソースをかけてできあがり

親子丼

①親子鍋かフライパンに水とだしパックの中身、しょう油、砂糖、みりんを入れて煮立てる
②ひと口大に切った鶏肉と小松菜、薄切りにしたタマネギを①に加えて熱する
③②に溶き卵を回し入れて、半熟の状態になるまで煮ればできあがり

メイン

楽ちんで味もお墨付き！ 簡単「肉の日」

meat

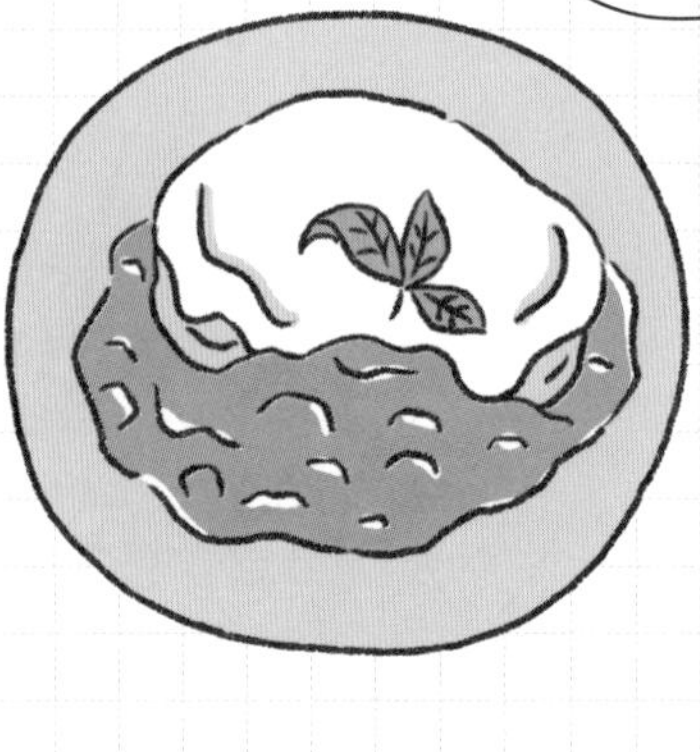

簡単トマトチキン

①フライパンにオリーブオイルを入れ、お好みの鶏肉を焼く
②ふたをして蒸し、中まで火を通す
③パスタ用トマトソースをかけ、スライスチーズをのせて、再度ふたをする
④チーズが溶けたらできあがり。お好みでバジルをのせても

バジルにはビタミンＣと鉄が豊富！
ヘム鉄と非ヘム鉄の合わせ技

ガーリックチキンバジル風味

① フライパンにオリーブオイルを入れて熱する
② ①に刻んだニンニクとカットチキンを入れて焼く
③ ②に酒を少し振りかけ、蒸らして火を通す
④ 塩とバジル粉で味つけし、レモン汁をかければできあがり

さっぱり豚

① しゃぶしゃぶ用の豚肉をゆでる
② ざっくり切ったキャベツをレンジで加熱し、その上に①をのせる
③ 大根おろしとレモン汁、塩で味つけしてできあがり

お惣菜の焼き鳥

お好みの焼き鳥をメインに。鉄をたっぷり含んだレバーも忘れずに

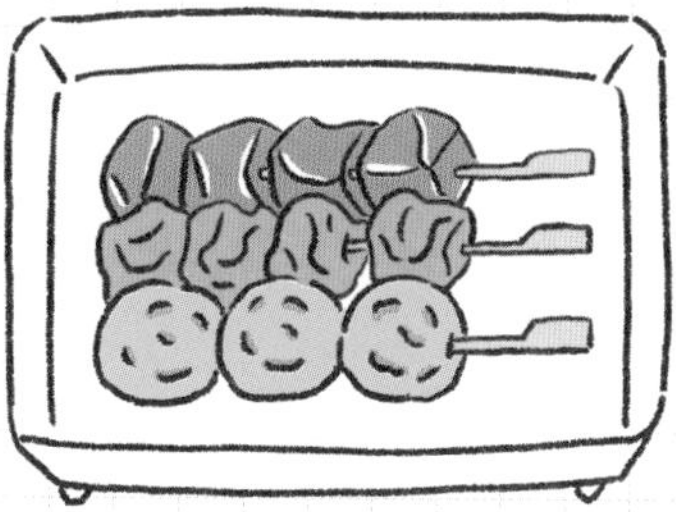

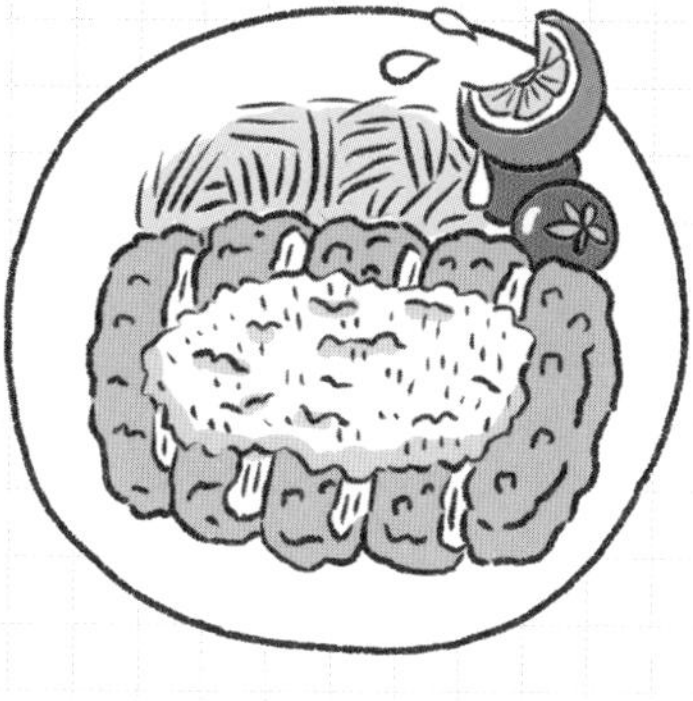

お惣菜のとんかつ

大根おろしとレモンを添えて、バランスのよい１品に

メイン

鉄やビタミンをおいしく補給 今日は「魚の日」

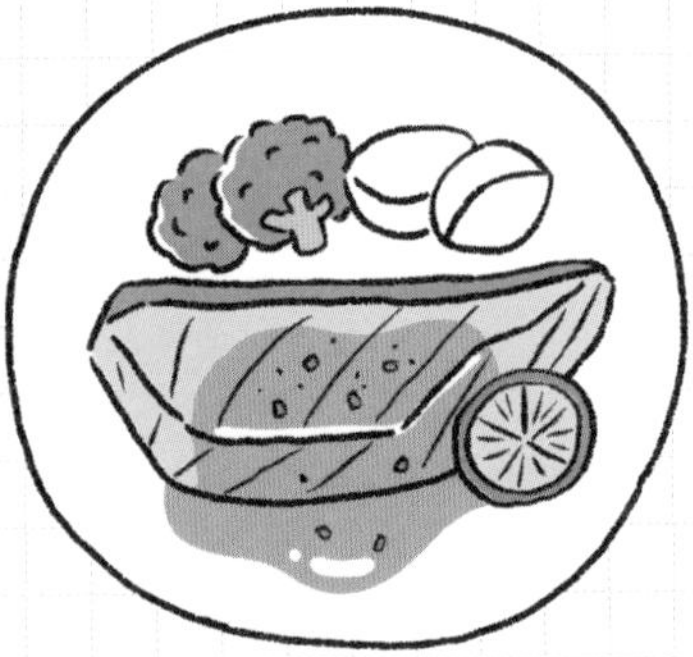

サーモンの油にはDHAとEPAが！
安心していただきましょう

サーモンのムニエル

① 鮭の切り身に塩とコショウをふり、両面に小麦粉をまぶす
② フライパンにバターをひき、①を焼けばできあがり。野菜を添えて彩りアップ

鮭のホイル焼き

① 鮭の切り身に塩をふる
② タマネギを薄切りにし、ニンジンとキノコを食べやすい大きさに切る
③ アルミホイルを広げ、皮を下にした①をのせる
④ 鮭のまわりに②をのせ、バターをのせてアルミホイルで包む。このとき、チーズをのせてもよい
⑤ フライパンに④を入れ、ふたをして熱する
⑥ 取り出した鮭にレモンを絞ればできあがり

マグロとアボカドの漬けサラダ

① 刺身用マグロのサクを食べやすい大きさに切る
② ごま油、しょう油、刻んだネギ、すりごま、わさびを混ぜる
③ ②に①を入れて、味がなじむまで漬けこむ
④ アボカドを食べやすい大きさに切る
⑤ ちぎったレタスと細切りにしたニンジンを皿に盛り、③と④をのせる
⑥ ⑤にレモンを絞ればできあがり

カツオのステーキ

① フライパンにオリーブオイルを入れ、そぎ切りにしたカツオとスライスしたニンニクを焼く
② 酒を加えて蒸し焼きにする
③ カツオに火が通ったら、しょう油を振りかけてできあがり。お好みでバターを加えてもOK

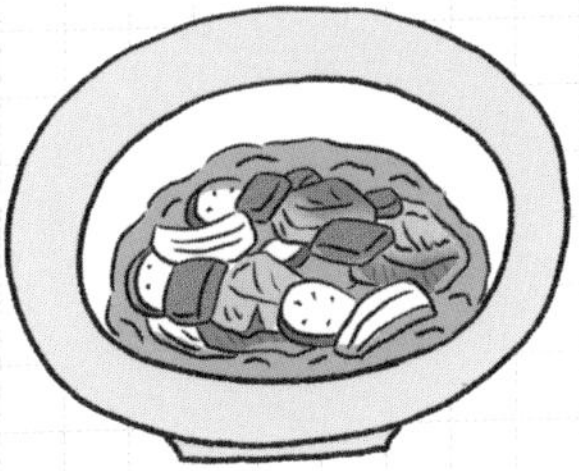

サバ缶トマト煮

① フライパンにオリーブオイルとニンニクを入れて熱する
② タマネギ、ニンジン、セロリ、赤ピーマン、黄ピーマン、ズッキーニなどをひと口大に切り、①に入れて炒める
③ トマトの水煮缶もしくはトマトピューレの缶詰を加える
④ サバの水煮缶、コンソメ、水を入れて煮込む
⑤ 塩で味を調えればできあがり

メイン

忙しい日はこれ！ 簡単「魚の日」

fish

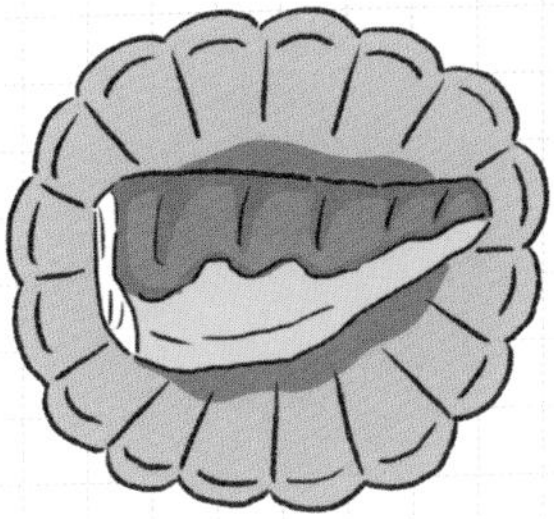

お惣菜の魚

サバの味噌煮、サバの塩焼き、アジの南蛮漬け、カツオのたたきなど

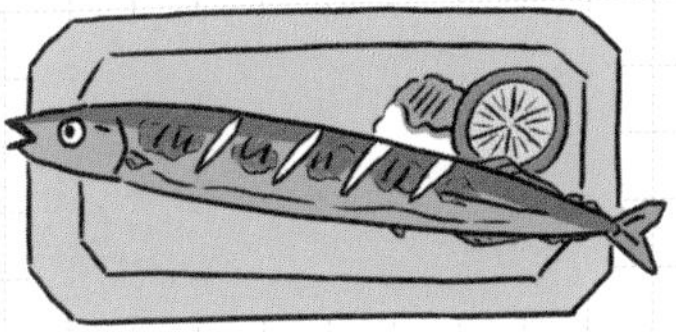

焼き魚

魚の種類はお好みで。魚を焼いてレモンを絞るだけでもよいが、バター、白ワイン、レモン汁、マスタードをのせて焼き、砕いたクルミをトッピングするとワンランク上の１品に

メイン

全粒粉パスタを使うのがミソ
たまには「パスタの日」

pasta

ミートソースパスタ

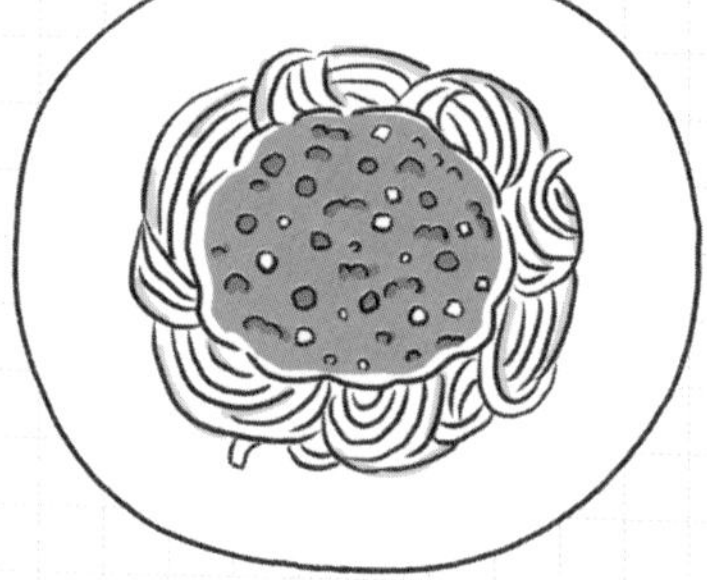

①タマネギ、ニンジン、ピーマンをみじん切りにする
②フライパンにオリーブオイルを入れ、①をみじん切りしたニンニクで炒める
③牛ひき肉を加えてさらに炒める
④トマトピューレの缶詰とコンソメキューブを入れる
⑤ほどよい硬さになるまで水を加える
⑥ドライバジル、オレガノ、タイムで風味をつける
⑦ゆでたパスタに⑥をかけてできあがり。お好みで粉チーズをのせても

サーモンとほうれん草のクリームパスタ

①鮭とほうれん草を食べやすい大きさに切る
②フライパンにバターを入れ、①を炒める
③コンソメを加える
④ゆでたパスタ、牛乳を加えて熱する
⑤塩で味を調えればできあがり

日光浴キノコの出番！

ツナとコーンとキノコのクリームパスタ

①フライパンにバターを入れ、好きなキノコを炒める
②油を切ったツナとコーンを加える
③ゆでたパスタ、コンソメ、牛乳を加えて熱する
④塩で味を調えればできあがり

バジルチキンのパスタ

① フライパンにオリーブオイルを入れ、チキンを焼く
② 白ワインを加え、しっかりとアルコールをとばしながら、蒸し焼きにして中まで火を通す
③ 少しさまし、バジルをたっぷりと加える
④ ゆでたパスタとゆで汁少々を入れて熱する
⑤ オリーブオイルをひと回しかける
⑥ 塩で味を調えればできあがり

メイン

egg

完全栄養食で栄養チャージ！ たまには「卵の日」

冷凍の細かい野菜を使っても

具だくさんオムレツ

① フライパンにオリーブオイルを入れ、枝豆、コーン、赤ピーマンと黄ピーマンのみじん切り、豚ひき肉を炒める
② ①に塩とコショウで味つけする
③ 溶き卵を流しこんでオムレツにすればできあがり。お好みでチーズを加えて焼いてもOK

※耐熱容器に②を入れ、溶き卵を流しこみ、オーブンで焼いてもよい

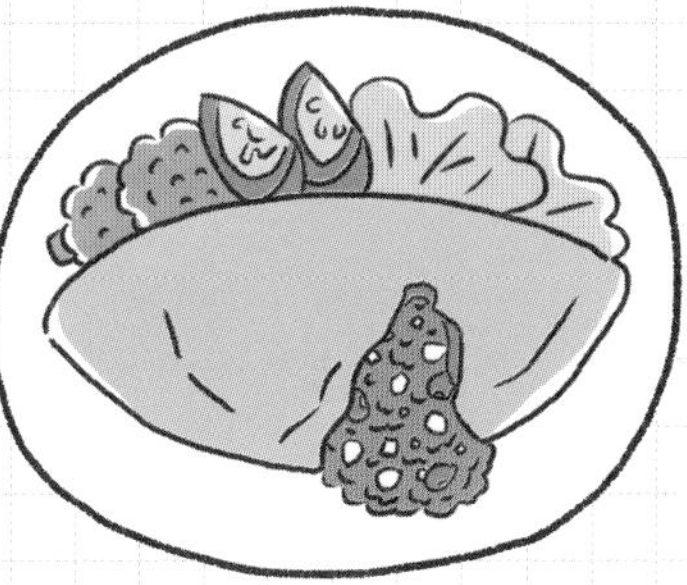

soup

冷凍野菜を使えば時短レシピに！

和洋中の「汁物」

野菜と油揚げのお味噌汁

①油揚げは油抜きし、ニンジンと大根は食べやすい大きさに切る。ゴボウはささがきにし、水にさらしておく

②鍋に水とニンジン、大根、ゴボウ、だしパックを入れて煮立たせる

③油揚げと顆粒だしを加え、ひと煮立ちさせたら、味噌を溶かし入れ、最後に牛乳とすりごまを足してできあがり

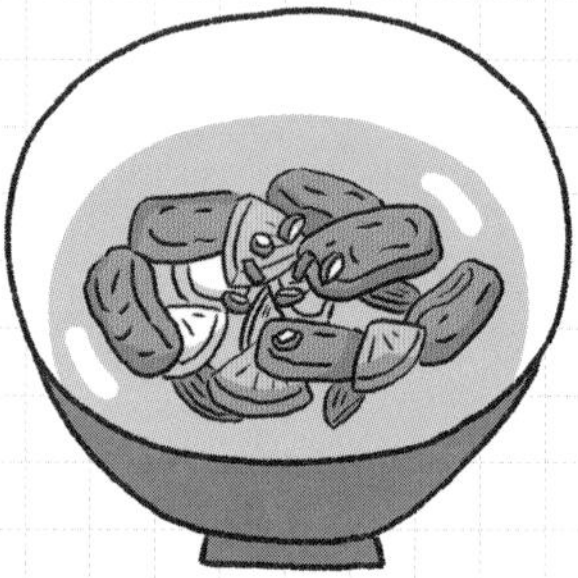

こんな組み合わせもおすすめ！

小松菜 ＋ 油揚げ

豆腐 ＋ ニラ ＋ 卵

じゃがいも ＋ 油揚げ

カボチャ ＋ 油揚げ

野菜スープ

①タマネギ、ニンジン、セロリ、赤ピーマン、黄ピーマン、ピーマン、ズッキーニを食べやすい大きさに切る
②鍋にオリーブオイルを入れ、①を炒める
③②にソーセージ、ベーコン、鶏肉のいずれかを加えて、さらに炒める
④水とコンソメスープの素を入れて煮込めばできあがり

魚介スープ

①フライパンにオリーブオイルを入れ、左記の野菜スープの①、むきエビをすりおろしニンニクで炒める
②白ワインを加え、熱してアルコールを飛ばす
③アサリの水煮缶を汁ごと入れ、牛乳(豆乳でも)と塩を加えて、味を調えればできあがり

野菜と餃子の中華スープ

①タマネギ、ニンジン、ゴボウを食べやすい大きさに切る
②鍋に油を入れ、①を炒める
③水と中華スープの素を入れて煮込み、市販の餃子を加えて指定の時間に沿って加熱する
④ネギを散らし、ごま油を少し垂らせばできあがり。食べる直前にすりごまを入れてもおいしい

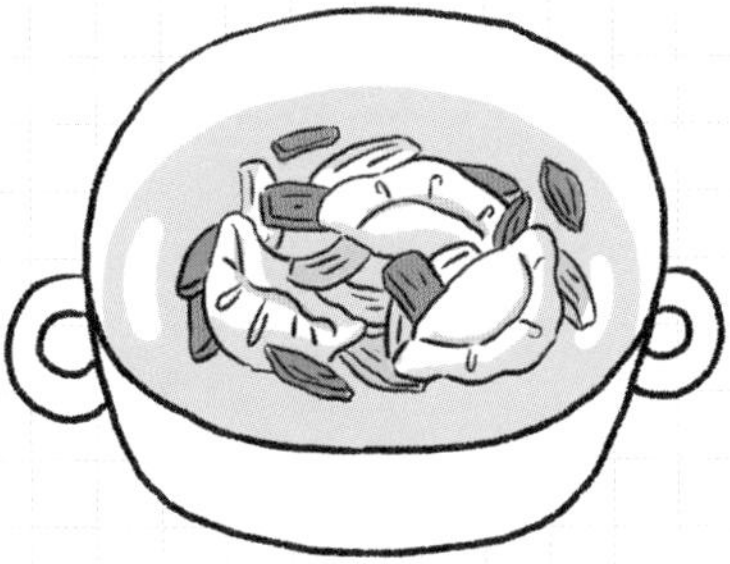

栄養たっぷりの卵に
海苔で食物繊維と
ビタミンCをプラス

海苔と卵の中華スープ

①鍋に水と中華スープの素を入れて熱する
②溶き卵を回し入れる
③ちぎった海苔と食べやすい大きさに切った豆腐を加える
④ごま油を垂らしてできあがり

vegetables

そのままでもおいしい！
毎日食べたい「野菜」

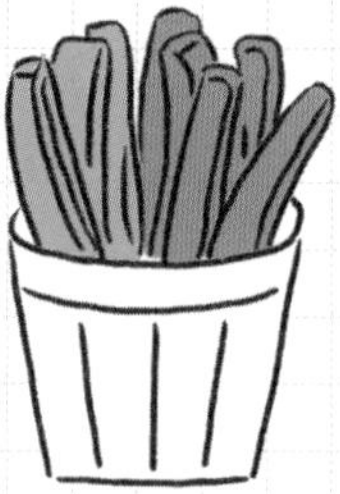

スティック野菜

① 赤ピーマン、黄ピーマン、キュウリ、ニンジンをスティック状に切る
② ゆでたブロッコリーとトマトを食べやすい大きさに切る
③ ごまドレッシングやマヨネーズをつけるか、何もつけずにいただく

野菜とゆで卵のサラダ

① 赤ピーマン、黄ピーマン、キュウリ、ニンジン、ブロッコリー、トマトを食べやすい大きさに切る
② レタスは適当な大きさにちぎっておく
③ ①②を盛りつけてゆで卵を添え、オリーブオイルとバルサミコ酢でいただく

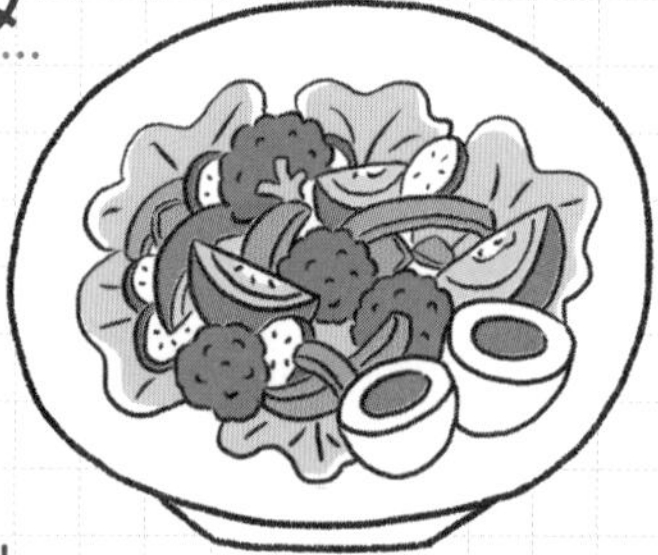

こちらをかけてもおいしい！

バターとしょう油で炒めたキノコ
水煮のツナ、マヨネーズ、すりごま

fruit

1日の目安は手のひらにのるくらい 毎日食べたい「フルーツ」

フレッシュフルーツ

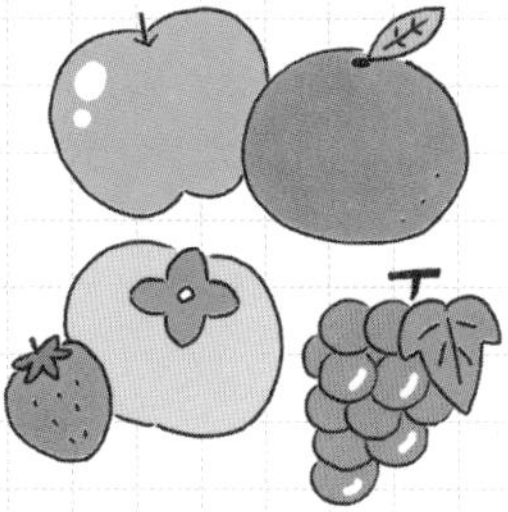

季節のフルーツ

旬の時期に買えば、栄養価が高く、ふだんより安く手に入ります

●柑橘類　●イチゴ　●リンゴ
●メロン（赤肉）　●スイカ
●プルーン　●柿　●ブドウ など

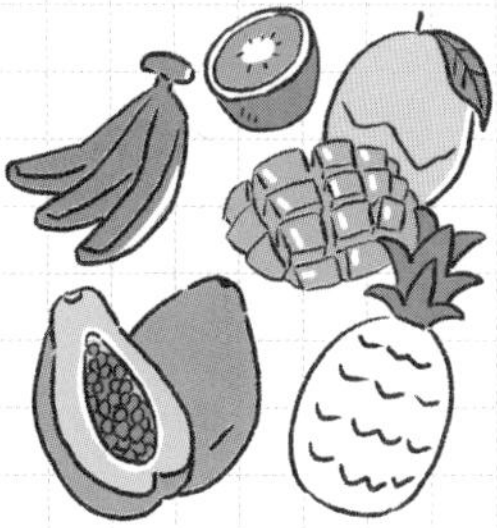

通年のフルーツ

いつでも手に入るうえ、栄養価も高いものが多い点が魅力

●バナナ　●パパイヤ　●マンゴー
●キウイ　●パイナップル など

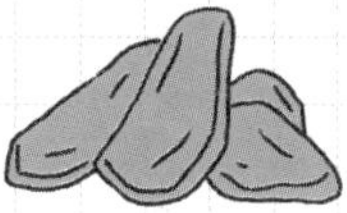

冷凍フルーツ＆ドライフルーツ

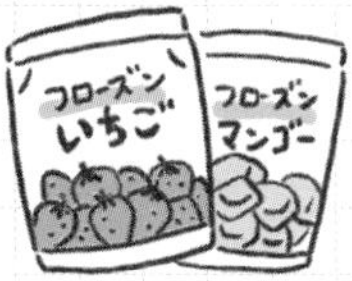

そのまま食べてもよいですが、ヨーグルトと一緒に食べれば栄養価アップ

Column 4

味覚の負のループ、知っていますか？

子どもの食べ物の好き嫌いが激しい、偏食がひどいという悩みを抱える親御さんは多いことでしょう。その原因、もしかしたら亜鉛不足の可能性もあるかもしれません。

たとえば、子どもがお肉やお魚、卵をまったく食べなかった場合、亜鉛不足に陥るかもしれません。亜鉛が足りなくなると、食べ物の味がぼんやりしたり、苦く感じたりといった症状が起こります。すると、食欲がなくなるうえにおいしいと感じるものしか食べなくなり、偏食が進んで、より亜鉛不足が進んでいくのです。この「負のループ」が繰り返された結果、好き嫌いや偏食がひどくなるというわけです。

子どもが食事をしているときの様子や、ふだんの食事内容をチェックして、亜鉛不足になっていないか見直してみるのもよいでしょう。

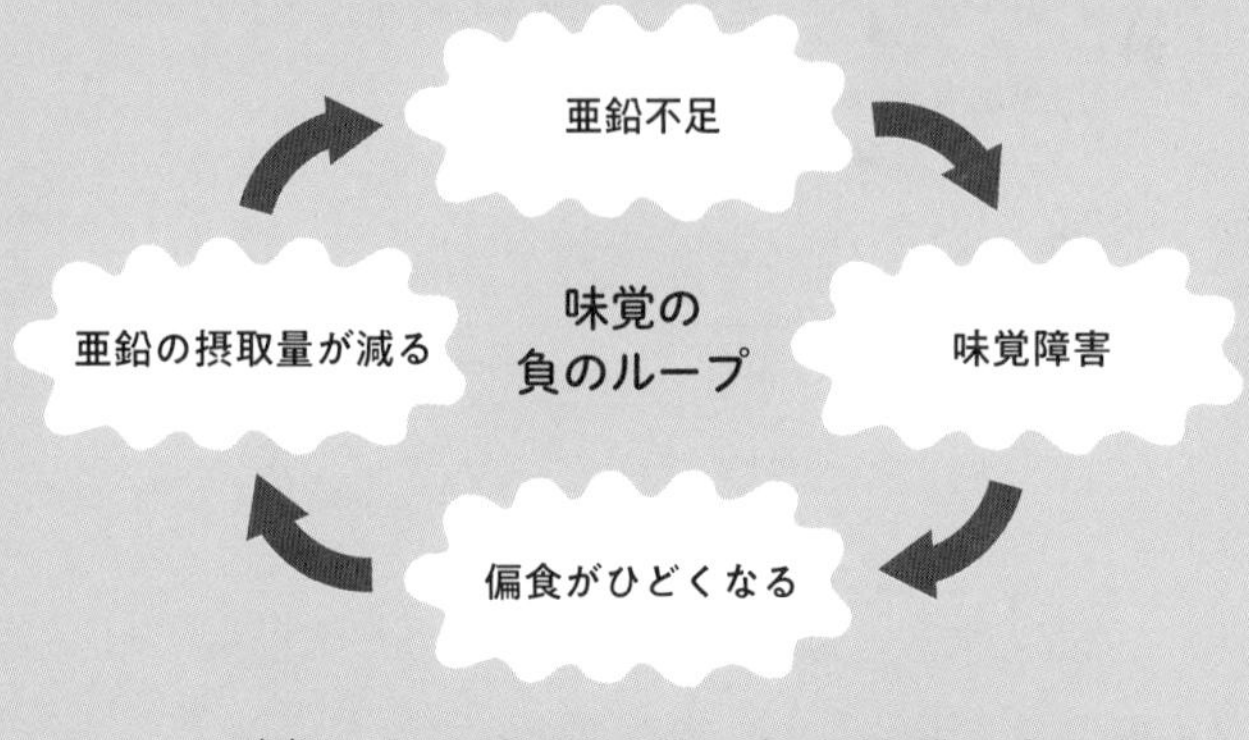

参考：Lisa Daniels, Sheila M. Williams, Rosalind S. Gibson, Rachael W. Taylor,Samir Samman, Anne-Louise M.Heath「Modifiable “Predictors” of Zinc Status in Toddlers」

Q&A

パパ・ママの
お悩みに答えます！

子どもと食にまつわる、お父さんお母さんの「あるある」なお悩みを厳選。小児科医ママが経験と知識にもとづいてズバッと解決します！

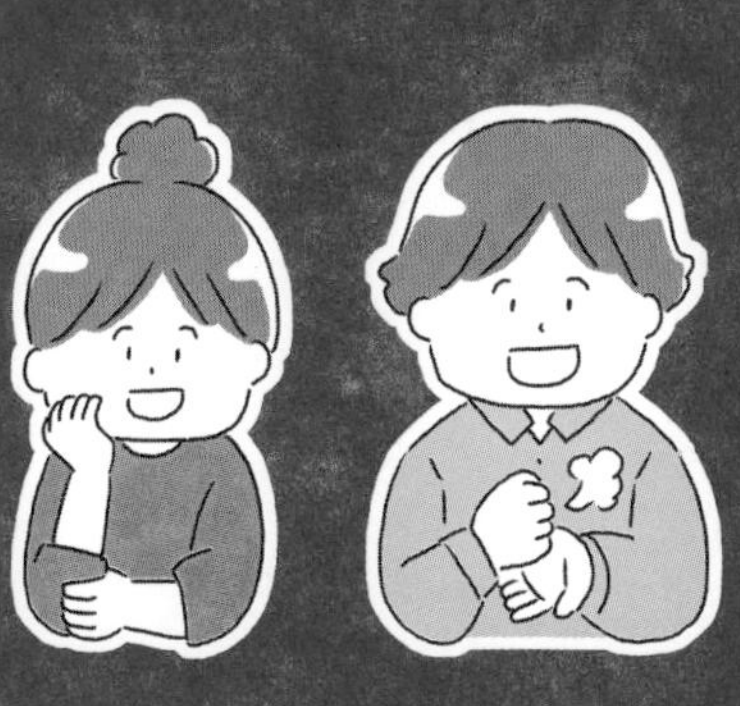

Q1

お悩み

同じメニューばかり食べさせてしまいます

解決

ローテーションすることに罪悪感をもつ必要はなし！

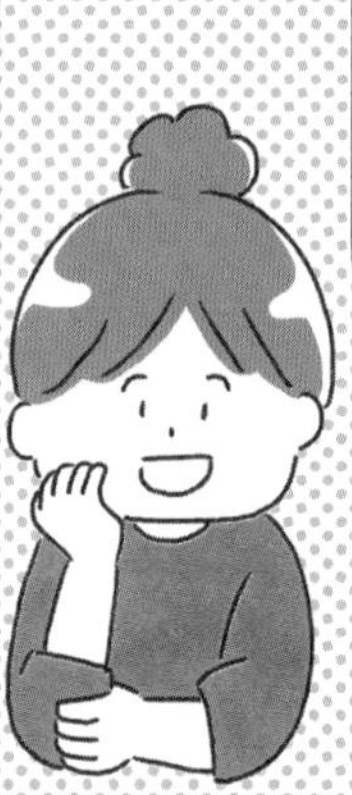

毎日忙しくて、毎日違ったメニューを考える余裕なんてないお父さん・お母さんがほとんどではないでしょうか。ですから、同じようなメニューばかり食べさせることに、罪悪感をもつ必要はありません。衛生面に気をつけて、重要な栄養素をある程度摂れていれば、7～10個くらいある自分のレパートリーで、1週間ぐるぐるとローテーションさせればよいと思います。

なんとなく他のメニューにしたいと思ったときは、選択肢のひとつとして、スーパーやコンビニのお惣菜に頼ってもよいでしょう。

新しいメニューに挑戦したいときは、ミールキットを利用するのもおすすめです。調理が簡単なだけでなく、「こういう味、好きだな」「この食材はこういう使い方もできるんだ」など、自分だけでは思いつかなかったさまざまな出会いや発見があるからです。

楽に楽しく安全に、体と心の栄養が満たされていれば、ローテーション万歳です。

Q2

お悩み

口に食べ物を詰めこむのを
やめさせたいです

解決

急がせない、しゃべらない、
よく噛むことが大切

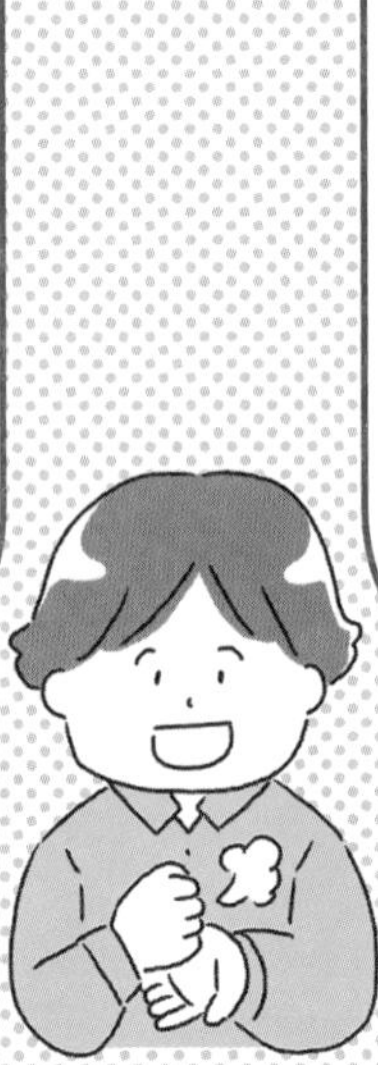

食べ物を詰めこむ原因として、まず親が「早く食べなさい」とせかすケースが考えられます。食事するときはできるだけ時間に余裕をもって、食べ物を小さくして食べるよう伝えましょう。

詰めこみすぎないことはもちろん、誤嚥《ごえん》や窒息を防ぐためには、「歩きながら」「しゃべりながら」食べないことも大切です。椅子に座って、よく噛み、食べながら話さない、こちらを基本に。子どもがふざけておかしな食べ方をしていたら、「危ないから絶対ダメだよ」としっかり注意しましょう。

誤嚥に関連して、親御さんに気をつけてもらいたいのは、食事中に子どもをびっくりさせないこと。たとえば、子どもが箸置きを口に入れているのに気づいたとき、いきなり大声を出すと、子どもはハッとした拍子に飲みこんでしまうことがあります。「しまった、変なものを食べてる！」と思ったら、そっと近づいて、「それ出して」と声かけしながら口に含んだものを出させましょう。

食べさせたい一心で子どもを危険にさらすことがないよう、ふだんからこれらのポイントを意識して食事するとよいでしょう。

Q3

お悩み

買い食いをやめさせたいです

解決

日頃から栄養・食事の話をして気づきを促しましょう

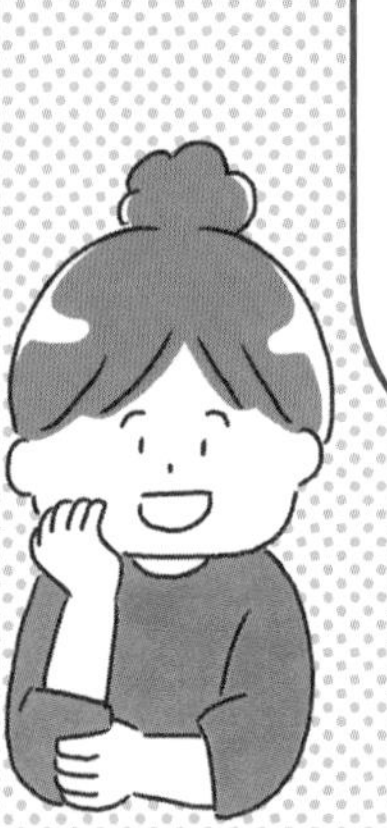

小学生になっておこづかいをもらうようになったり、友だちと行動したりするようになると、親が完全に管理するのは難しくなりますよね。でも、「買い食い禁止！」を強要しすぎると、どこかで爆発してしまいます。

大事なのは、子どもに「これはあまり体によくないんだ」「これにはこういう栄養素が入っているんだ」などの気づきを与えることです。そのために、ふだんから子どもに栄養と食事の大切さを伝えるとよいでしょう。一緒にスーパーやコンビニへ行ったときに、「ここからここまでの間にあるお菓子を選ぶといいよ」とさりげなくすすめるのもひとつの方法です。

気づきを得れば、これまで好きなアイスを買っていたのが、フルーツを固めたアイスを買うようになるなど、子どもの行動は自然と改善していきます。

といっても、子どもも大人もやっぱりポテトチップスやケーキなど、大好きなおやつを食べたいときはありますよね。１週間に１回は「チートデイ（ズルをする日）」をもうけて、それぞれが好きなおやつや食事をニコニコ食べるとよいでしょう。

Q4

お悩み

栄養を考えると
野菜は生のほうがよい？

解決

生なら栄養素をそのまま
摂れますが衛生面に要注意

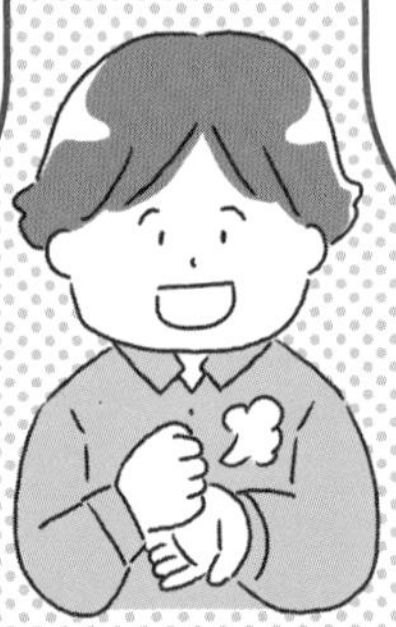

野菜にはいろいろな種類があり、それぞれに特徴があります。緑黄色野菜は炒めたり油をかけたりと、油と一緒に食べることでビタミンAの吸収が上がり、葉物野菜はゆでるとカサが減りたくさん食べられます。サラダや野菜スティックは、野菜に含まれるさまざまな栄養素を逃さずに摂ることができます。野菜の食感も残るので、しっかりと噛むことで満足感を得られますし、ゆっくりと食事をとることにもつながります。

一方で、生の野菜には食中毒のリスクがないわけではありません。

生肉に触れた手や包丁で野菜を扱ったり、土のついた野菜をよく洗わなかったりすると、トキソプラズマ症という感染症を引き起こすことがあります。健康な人なら無症状ですむことがほとんどですが、まれに発熱やだるさ、リンパ節の腫れなどが見られることもあるので注意してください。サラダやナチュラルチーズなどに潜んでいるリステリア菌も、欧米などでは集団食中毒の報告例が多数見られます。生で野菜を食べるときは、しっかりと水洗いし、調理器具の衛生面にも気をつけましょう。

Q5

お悩み

食べムラや好き嫌いが激しく困っています

解決

子どもの好みや環境を見直してみましょう

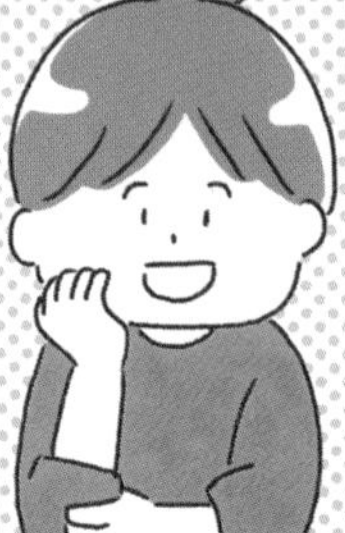

子どもの食べムラ、好き嫌い、遊び食べ、少食には、さまざまな原因が考えられます。次に挙げる例に当てはまっていないかチェックしてみましょう。

●環境が合っていない

視界におもちゃがあって気が散る、食事の時間がバラバラでおなかがすかない・おなかがすきすぎている、ひとりで食べるのが嫌だ、椅子やテーブルの高さが合わずうまく食べられないなど

●食べ物の温度や硬さが合っていない

食べ物が熱すぎる・冷たすぎる、硬すぎる・柔らかすぎるなど

●ひと口の量が多すぎる

口にほおばることになり、うまく飲みこめない

そのほか、食事をせかされることや、運動不足が原因になることもあります。

子どもの好みや環境を見直して、楽しく食事できるよう改善しましょう。

参考文献

*1 Nicole L. Mihalopoulos, Peggy Aninger, Jonathan D. Klein(2008)『The Freshman 15: Is it Real?』

*2 張替秀郎(2015)『鉄代謝と鉄欠乏性貧血ー最近の知見ー』日本内科学会雑誌 Vol.104 No.7

*3 井ノ口美香子(2018)『母乳育児の留意点』小児内科Vol.50 No.7

*4 稲葉雄二、小池健一(2009)『特集 臨床に役立つ貧血治療の実際　鉄欠乏性貧血－食育の観点から－』小児科診療Vol.72 No.2

*5 公立大学法人兵庫県立大学・国立研究開発法人理化学研究所・国立大学法人島根大学・メリーランド大学・ブリティッシュコロンビア大学(2018)『貧血予防に新たな指針ービタミンCが鉄分の吸収を促進するメカニズムを原子レベルで解明ー』

*6 Lassi ZS et al. (2018)『Zinc supplementation for the prevention of pneumonia in children aged 2 months to 59 months』*Cochrane Database Systematic Reviews* 12 CD005978.

*7 西山宋六・酒井一樹・柳田かえで・小川尚(2016)『味覚障害、性腺機能低下症を呈する小児２例への亜鉛製剤の投与の検討』小児科診療Vol.79 No.10

*8 安田寛(2016)『亜鉛不足の現状:早期発見・早期介入の必要性』Biomedical Research on Trace Elements Vol.27 No.3

*9 橋本彩子・神戸大朋(2011)『味噌など大豆発酵食品による亜鉛栄養改善の可能性ー亜鉛吸収に機能するトランスポーターの発現に及ぼす効果ー』日本醸造協会誌 Vol.106 No.12

*10 株式会社ミソド『味噌の種類【基礎編】味噌の種類を徹底解説！味による分類』JAPAN MISO PRESS

*11　小林食品株式会社『体にやさしいみその量は？一人分大さじ１／２でおいしいおみそ汁』和食の旨み

*12　文部科学省(2023)『日本食品標準成分表(八訂)増補2023年』

*13　塚本万智『しらすの塩抜きはいつまで必要？理由や方法を解説します』Tot Plate

*14　Maguire JL et al. (2013)『The relationship between cow's milk and stores of vitamin D and iron in early childhood』

*15　Suarez FL et al. (1995)『A comparison of symptoms after the consumption of milk or lactose-hydrolyzed milk by people with self-reported severe lactose intolerance』N Engl J Med.
Suarez FL et al. (1997)『Tolerance to the daily ingestion of two cups of milk by individuals claiming lactose intolerance』Am J Clin Nutr.

*16　善方裕美(2022)　191の疑問に答える 周産期の栄養『産科編Q&A　妊娠前 Question12　乳製品が苦手です。代わりにカルシウムは何から摂ったらよいですか？』周産期医学Vol.52 No.13

*17　太田百合子(2019)『特集 子どものための食の安全　食品中の危害要因による問題とその対応―予防と治療　カフェイン、香辛料、食品添加物の健康への影響』小児内科 Vol.51 No.9

*18　上越市『一日の食品の目安(子ども～大人)』

*19　桐渕壽子(1990)『紫外線照射による各種キノコ中のビタミンD_2含量に関する研究』日本家政学会誌 Vol.41 No.5 401 ～ 406

*20　Erin Brodwin (2017)『Fresh fruits and veggies aren't always healthier than frozen ones』BUSINESS INSIDER

*21　厚生労働省（2019）『国民健康・栄養調査　朝，昼，夕別にみた１日の食事状況 - 朝・昼・夕別，食事状況，年齢階級別，人数，割合　- 総数・男性・女性，１歳以上 』

*22　森永製菓株式会社 ココアラボ『便の悩みにココアを飲むと？』

*23　文部科学省（2021）『令和２年度学校保健統計調査の公表について』

*24　Sekine M et al.『A dose-response relationship between short sleeping hours and childhood obesity：results of the Toyama Birth Cohort Study』Child Care Health Dev.2002;28:163-170

*25　寒竹正人（2022）『新生児・乳児の栄養　1.乳児の栄養　8)栄養と神経発達』周産期医学 Vol.52 No.13増刊号　191の疑問に答える　周産期の栄養

*26　猪井咲良・石黒久美子・永田智（2021）『総論　小児栄養と脳腸相関』小児内科 Vol.53 No.11

*27　保健指導リソースガイド（2022）『魚を食べると脳が健康になり思考力も高まる EPAとDHAの効果？　魚を食べる食事スタイルを推奨』

*28　森真理（2017）『小児保健　科学的根拠に基づく食育の実践』小児科Vol.58 No.6

*29　Emma Derbyshire, Rima Obeid（2020）『Choline, Neurological Development and Brain Function: A Systematic Review Focusing on the First 1000 Days』

*30　C.Murray Skeaff, Jody Miller（2009）『Dietary Fat and Coronary Heart Disease:Summary of Evidence from Prospective Cohort and Randomised Controlled Trials』

*31　大川匡子(2010)『特集1◆望ましい子どものこころの育ちと環境を実現するために　子どもの睡眠と脳の発達―睡眠不足と夜型社会の影響―』学術の動向

*32　長尾ゆり(2020)『特集　小児の学際的な睡眠医療　基礎から臨床をつなぐ　Ⅱ.最新の小児睡眠医療を行うために　小児ムズムズ脚症候群と睡眠』小児科診療 Vol.83 No.10

*33　文部科学省(2023)『日本食品標準成分表(八訂)増補2023年』

*34　日本咀嚼学会『食育と咀嚼の大切さに関するパンフレット』

*35　植田高弘(2020)『特集 知っていますか？　小児科領域のスポーツ障害　Ⅱ.慢性スポーツ障害 スポーツ貧血』小児科診療 Vol.83 No.2

*36　国立研究開発法人 国立成育医療研究センター (2022)『「コロナ×こども本部」調査報告　鬱(うつ)になっても「誰にも相談せず様子をみる」こども25～51%』

*37　奥平智之(2019)『≪連載 5≫栄養精神医学≪特別インタビュー編≫　その1 栄養型うつ　食事がメンタルヘルスに関係していることに気づいてほしい』精神看護 Vol.22 no.1

*38　奈良県栄養士会『乳幼児食事相談の主訴別支援策チャート(第4版)』

奥平智之(2018)『≪連載 4≫栄養精神医学　第4回 鉄欠乏の子ども(テケコ)を救え！』精神看護Vol.21 No.5

奥平智之(2022) 191の疑問に答える 周産期の栄養『産科編Q&A　妊娠前Question13 鉄欠乏ですがレバーは苦手です。代わりに鉄分は何から摂ったらよいですか？』周産期医学 Vol.52 増刊号

由田克士『栄養・食生活と高血圧』厚生労働省 e-ヘルスネット

厚生労働省『日本人の食事摂取基準(2020年版)』

国立環境研究所 地球環境研究センター『ビタミンD生成・紅斑紫外線量情報』

前間弘美(監修)『あさりの栄養がすごい！～適量や食べ過ぎの注意点まで解説します～』シンクヘルスブログ

厚生労働省『令和元年国民健康・栄養調査報告』

宗像伸子(監修)『食品別カルシウム一覧表』骨をつくるRe-Bone.jp

小山浩子『はじめよう乳和食』日本実業出版社2018年

タカノフーズ株式会社 おかめ「納豆サイエンスラボ」『納豆と免疫』

農林水産省北陸農政局(2013)『北陸の大麦・大豆～国産(北陸産)大麦・大豆の商品等～』

日本乳業協会『乳と乳製品のQ&A』

Jミルク『牛乳の栄養成分』

武井智昭『子どもの健康と野菜摂取について』農畜産業振興機構

奥村彰久(2019)『特集 子どものための食の安全　各論―食品の摂り方による問題とその対応　イオン飲料水などの多飲によるビタミンB_1欠乏症』小児内科 Vol.51 No.9

奥村彰久(2018)『小児保健　イオン飲料などの多飲による健康被害』小児科 Vol.59 No.1

NIKKEI STYLE (2017)『イオン飲料、子どもには注意　ビタミンB_1の不足誘発』

日本学校歯科医会『イオン飲料を考える　スポーツドリンクの基本は“麦茶”と“うめぼ

し”』

糸数智美(2011)『特集 子どもの熱中症　4 熱中症の予防‘3本の矢’(衣食住)水分補給』チャイルドヘルス Vol.14 No.7

厚生労働省『働く人の熱中症ガイド　水分補給と休憩』

食品安全委員会　ファクトシート『食品中のカフェイン』

厚生労働省『WHO飲料水水質ガイドライン』

櫻谷浩志・大友義之・清水俊明(2019)『特集 子どものための食の安全　トピックス 輸入の増えている硬水と乳幼児の健康』小児内科 Vol.51 No.9

横山次郎(2020)『知っていますか？千葉県とヨウ素,千葉大学とヨード卵の関係！～ヨウ素からコレステロール, 卵の健康効果まで～』日本糖尿病教育・看護学会誌 Vol.24 No.1

位田忍(2021)『特集 小児栄養UP to DATE　Ⅰ.総論 成長・発達と栄養』小児科診療 Vol.84 No.7

井ノ口美香子(2017)『特集 子どもの生活習慣病―スクリーニングと早期予防　生活習慣病を予防するための食生活・食育』小児内科 Vol.49 No.10

農林水産省『白ゴマや黒ゴマなど種類がありますが、何が違いますか。』

森永製菓株式会社 COCOA REPORT『医療現場でのココア利用事例報告』

日本医師会『平成25年度 健康スポーツ医学委員会答申　子どもの生活習慣病予防対策に関わる教育教材』

日本小児内分泌学会『病気の解説　肥満』

田原卓浩(2017)『特集 正しく指示する 食事指導・食事療法　8 口内炎』小児科 Vol.58 No.12

櫻庭裕丈・平賀寛人・福田眞作(2020)『特集 基礎と臨床から炎症性腸疾患を診る　炎症性腸疾患の発症機序を知る　(1)環境因子:発症要因となっている環境因子とは？食事？母乳？それとも違う？』Pharma Medica Vol.38 No.11

山本陽子・永田智(2021)『特集 小児栄養UP to DATE　Ⅱ.小児栄養に関する最近の話題　子どもの疾患と腸内細菌叢』小児科診療 Vol.84 No.7

山城雄一郎(2018)『特集1　腸内細菌叢と小児の健康　7.小児の成長,発達に至適な腸内細菌とその育成』日本小児科医会会報 No.55

富士フイルム株式会社 からだサイエンスラボ『はじめての糖質ケアと腸活　いま注目されている「シンバイオティクス」って何？』

タカナシ乳業株式会社『おしえて！ LGG®乳酸菌』

石田裕美(2018)『特集 牛乳・乳製品と骨　牛乳・乳製品と和食 ―乳和食―』CLINICAL CALCIUM Vol.28 No.4

日比野英彦・大久保剛(2017)『＜総説＞脂質系栄養素：コリンの普及に際し、アメリカの現状から』脂質栄養学Vol.26 No.1

増田泰伸・国分東洋彦・上栄洲香代子・王銘富・山本茂・山下元司・池田久男・井上新平(2009)『基礎・診療の基礎　卵黄コリンの脳機能の改善作用』新薬と臨牀 Vol.49 No.2

岡田知雄(2019)『特集 子どものための食の安全　各論―食品中の危害要因による問題とその対応　予防と治療　飽和脂肪酸やトランス脂肪酸摂取による健康への影響』小児内科 Vol.51 No.9

松本学・森隆浩(2020)『Pitfallに気をつけたい, 微量元素・ビタミン欠乏　ビタミンB_1』治療 Vol.102 No.2

農林水産省『脚気の発生』

太田明雄(2022)『脚気』Doctors File

dely株式会社クラシル『全粒粉ってどんな粉？ほかの粉類との違いや栄養価について解説！』

谷口亜樹子(監修)『栄養コラム　知って納得！専門家による栄養のおはなし　第2回　全粒粉の健康効果』ニップン栄養情報サイト

足立了平・遠藤眞美・加藤擁一(2019)『特集 バイオサイコソーシャルモデルで行う小児科診療―小児に根差す生物・心理・社会的医療とは　各論―生理・身体面の評価 歯と口腔の健康および発達』小児内科 Vol.51 No.11

国民生活センター『高カカオをうたったチョコレート(結果報告)』

奥平智之(2019)『≪連載 6≫栄養精神医学≪特別インタビュー編≫　その2「栄養型うつ」の種類と対策』精神看護 Vol.22 No.1

丸山裕美子(2020)『特集　小児耳鼻咽喉科診療―pitfallと私の工夫　小児の薬の処方と飲ませ方』JOHNS Vol.36 No.10

富野浩充(2021)『特集 いまさら聞けない子どもの薬　2 薬の上手な飲ませ方』チャイルドヘルス Vol.24 No.5

日本心理学会 心理学ミュージアム(2014)『笑顔を手がかりに世界を知る(社会的参照)』

日本小児内分泌学会『成長評価用チャート・体格指数計算ファイル』

Lisa Daniels, Sheila M. Williams, Rosalind S. Gibson, Rachael W. Taylor, Samir Samman, Anne-Louise M. Heath (2018)『Modifiable "Predictors" of Zinc Status in Toddlers』

工藤紀子『できる子どもの最強ごはんとおやつ術』文友舎2020年

工藤紀子『小児科医のママが教える　離乳食は作らなくてもいいんです。』時事通信社2019年

著 者　**工藤紀子**

小児科専門医・医学博士。順天堂大学医学部卒業後、同大学大学院小児科思春期科博士課程修了。栄養と子どもの発達に関連する研究で博士号を取得。保育園、幼稚園、小中学校の嘱託医を務める。２児の母。都内クリニックにて、年間のべ１万人の子どもを診察しながら子育て中の家族に向けて育児のアドバイスを行っている。著書に『できる子どもの最強ごはんとおやつ術』(文友舎)、『小児科医のママが教える 離乳食は作らなくてもいいんです。』（時事通信社）など。

STAFF
編集・デザイン協力　有限会社スタジオエクレア
校正　有限会社玄冬書林
イラスト　高村あゆみ

内容に関するお問い合わせは
小社ウェブサイトお問い合わせフォームまでお願いいたします。
ウェブサイト　https://www.nihonbungeisha.co.jp/

小《しょう》児《に》科《か》医《い》ママが教《おし》えたい
体《からだ》・脳《のう》・心《こころ》を育《そだ》てる！子《こ》どもの食事《しょくじ》

2024 年 2月 20 日 第 1 刷発行

著　者　工《く》藤《どう》紀《のり》子《こ》
発行者　吉田芳史
印刷所　図書印刷株式会社
製本所　図書印刷株式会社
発行所　株式会社 日本文芸社
〒 100-0003
東京都千代田区一ツ橋 1-1-1　パレスサイドビル 8 F
TEL 03-5224-6460 (代表)

Printed in Japan 112240213-112240213　Ⓝ01 (060011)
ISBN978-4-537-22177-0
URL https://www.nihonbungeisha.co.jp/